自律神経が元気になる
30秒筋膜プリプリ体操

医学博士
石井正則

Gakken

だるい　不眠　冷え性　疲れやすい

不調は自律神経が弱っているサインです

イライラ　耳鳴り　めまい　etc.

在宅ワークが増え、外出の機会が減り、ここ数年でガラリと生活スタイルが変わったという人が多いのではないでしょうか。運動不足に加えて人と対面できないことによる目に見えないストレスで、肩こりやだるさ、冷え、むくみ、睡眠トラブルなど不調に悩む声がよく聞かれます。

そんな体の不調に大きく関わっているのが、自律神経の働きです。自律神経は活動時に優位になる交感神経と、睡眠時やリラックスしている時に働く副交感神経からなります。交感神経と副交感神経は常にバランスをとりながら働いているのですが、過度の疲労、ストレス、睡眠不足、加齢などが原因でこの働きが弱まった結果、風邪をひきやすくなったり、気持ちが落ち込みやすくなったりと、さまざまな不調を引き起こすのです。だから自律神経のバランスはとても大事。逆にいえば、自律神経が元気になれば、免疫力が上がってトラブルのない体を手に入れることも可能ということになります。

さて、みなさんは筋膜という組織やその働きをご存じでしょうか？ 筋膜は全身に張りめぐらされた網のようなもので、筋肉だけでなく骨や神経、内臓などとつながっています。実はこの筋膜が、自律神経を整えるカギです。筋膜が健康な状態に保たれていると、関連している筋肉や関節の動きがよくなり運動機能が向上します。すると交感神経と副交感神経それぞれのスイッチが入りやすくなり、自律神経が整い体は元気になります。さらに、血流がよくなって体のすみずみに栄養が届くので、アンチエイジング効果も期待できるのです。

筋膜も加齢や運動不足によって状態が悪くなるのですが、研究により、かんたんな体操で元気な状態に戻せることがわかってきました。そのためにぴったりなのがこの本で紹介する「筋膜プリプリ体操」（筋プリ体操）です。さっそくはじめてみましょう！

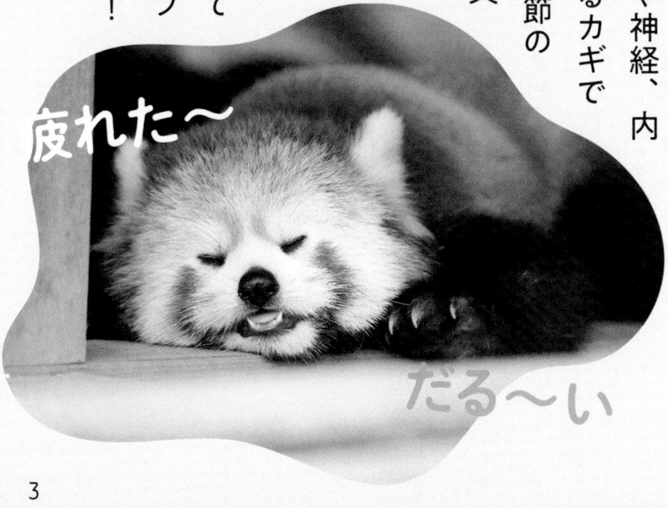

自律神経活性！

やってみよう

筋膜プリプリ体操

1

おじぎねじり

脚をクロスして体をねじってからおじぎをするように前屈する「おじぎねじり」にトライ。筋膜がグイッと伸ばされたあと自律神経がゆるんでリラックス！

脚をクロス

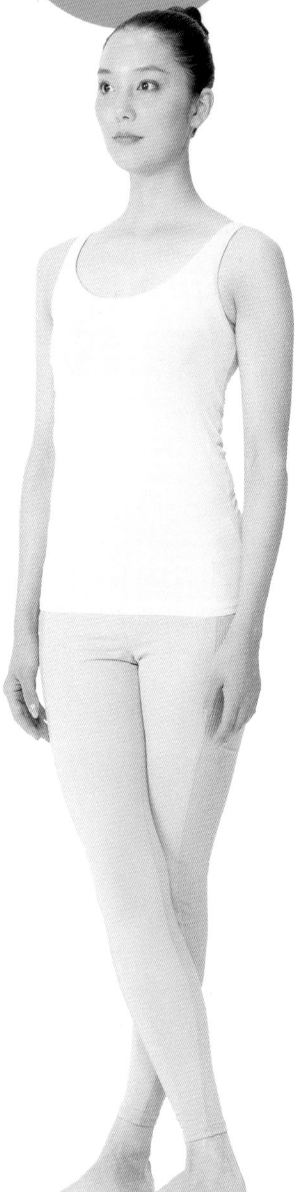

体をねじる

おじぎ前屈

自律神経
ゆるまる〜

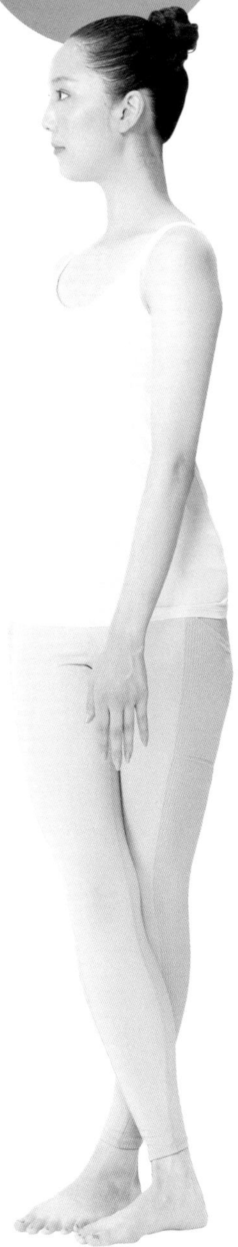

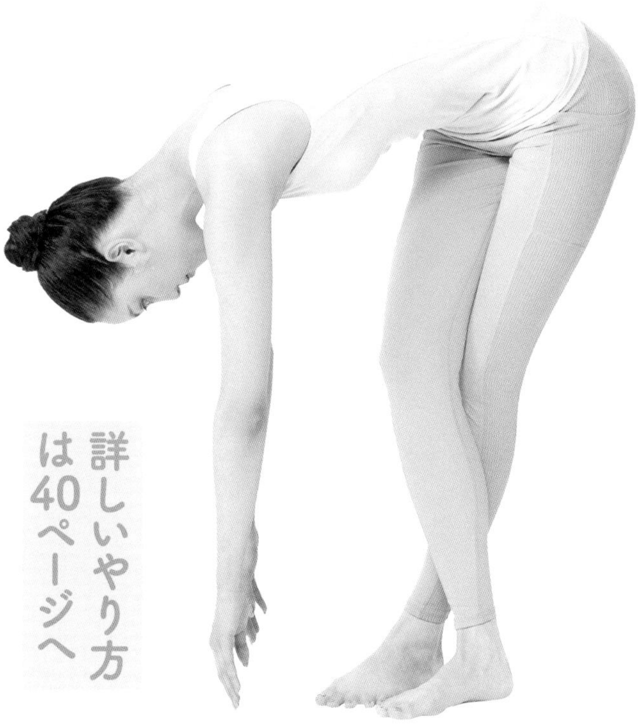

詳しいやり方は40ページへ

自律神経活性！

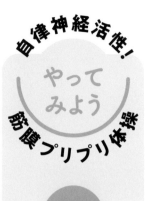

やってみよう

筋膜プリプリ体操

2

ねじりイナバウアー

今度は上体をねじりながら大きく反らせ、首から鎖骨まわりを気持ちよく伸ばします。胸まわりの筋膜が伸びて呼吸がいっぱい入り、自律神経が活性化します。

STEP 1

後ろ手を組み体をねじる

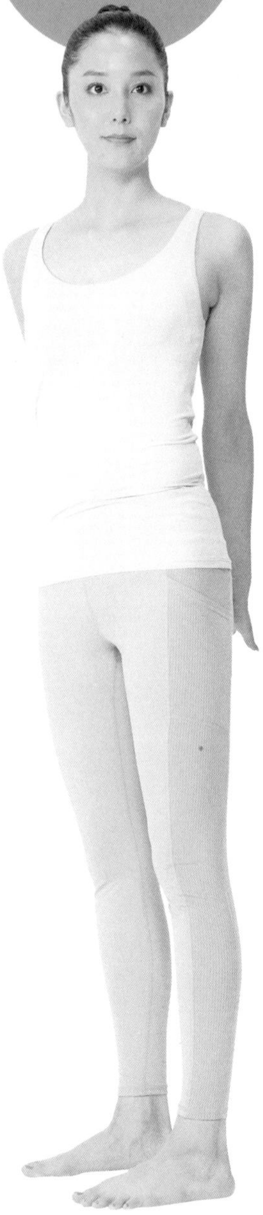

STEP 2
上体を横に倒す

STEP 3
後ろに反る

自律神経
シャキー

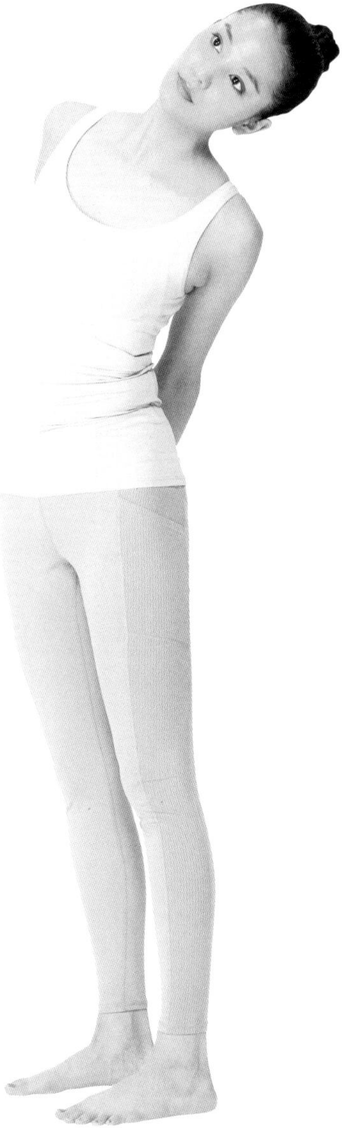

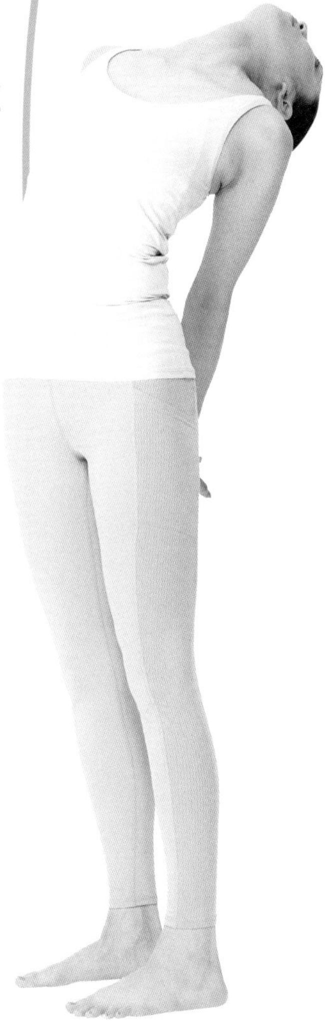

詳しいやり方は42ページへ

体をねじって筋膜を伸ばすと自律神経が元気になる

左ページのグラフは、生活の中のさまざまなシーンでの交感神経と副交感神経のバランスを表したものです。グラフの長さは自律神経のトータルパワーを表します。不調のない体をキープするために、これをなるべく大きく保っておきたいところなのですが、残念ながら10代後半をピークに下降し、30～40代になると約半分になってしまいます。

赤色と青色の割合に注目してください。「睡眠中」は副交感神経、「活動中」は交感神経の割合や長さが増えているのがわかりますね。

筋膜をねじって多方向に伸ばすと、交感神経が刺激されて活発になります。その結果が、「筋膜プリプリ体操後」のグラフです。赤色の割合が増え、グラフの長さも伸びていることがわかります。わざわざ緊張状態のときに働く交感神経を刺激することが必要なのかと思われるかもしれませんが、副交感神経をアップさせるためには、自律神経のトータルパワーを上げておくことが大事なのです。

この後、ゆっくりと体の緊張をゆるめ脱力していくと、今度は副交感神経を示す青の割合がぐっと増えます。これが自律神経のバランスが整った状態なのです。

毎日の活動と自律神経の変化

睡眠中、活動中、ストレス状態など、日常の活動に合わせ、交感神経と副交感神経はどちらかがスイッチされて優位な状態に。筋膜プリプリ体操を行なったあとは、両方のバランスがとれて、全体の長さも伸びていることに注目！

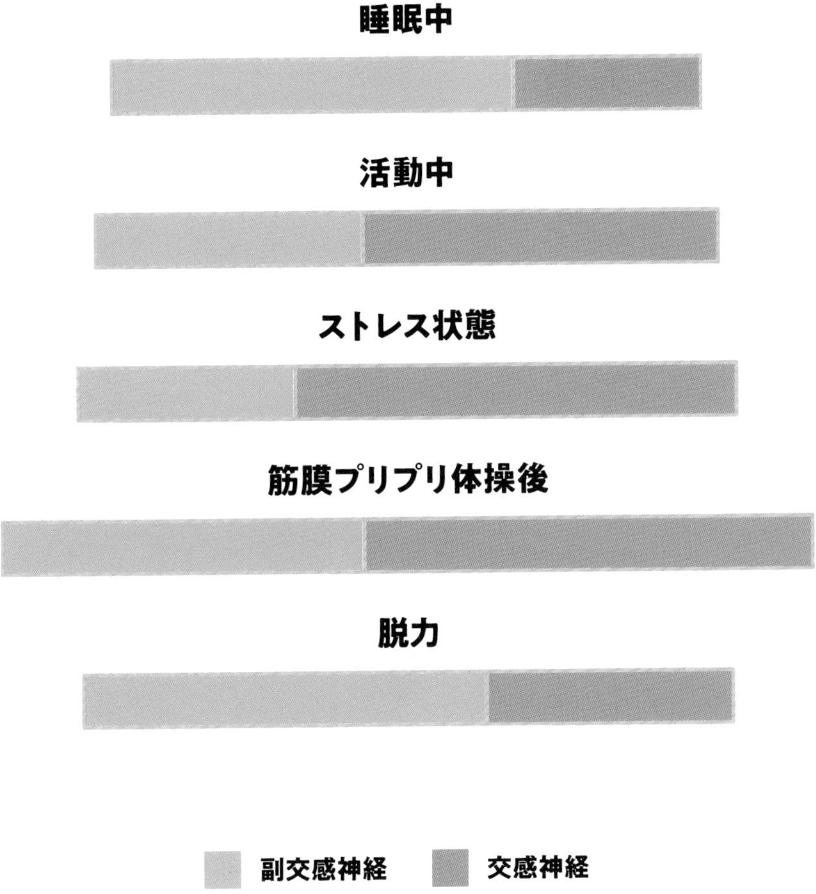

体をねじると筋膜からリンパ液があふれ出す

ではなぜ筋膜を伸ばすと自律神経が元気になるのか、もう少し詳しくみていきましょう。頭の中で、ぞうきんを絞る様子をイメージしてください。ぞうきんは、両手で端を持って、それぞれの手を逆方向にねじって絞っていきますね。らせん状に絞られたぞうきんからは水がにじみ出てきます。強く絞れば、ぞうきんに含まれている水は勢いよく下に落ち、ゆっくり絞れば、ぞうきん全体が水を含んでひたひたになります。

体をねじったときにもこれと同じような現象が起こります。起点を決めてゆっくり体をねじると、筋膜の表面にリンパ液がにじみ出てきます。筋膜はコラーゲン繊維からできていて、リンパ液がみたされると、筋膜の網の目が柔らかく、バラつきやねじれがなくなり整ってくるのです。筋膜が元気になると、筋膜に関わっている筋肉、骨、神経、内臓などの動きが活発になります。それによって筋肉や関節の動きもスムーズになり、当然体の動きそのものがよくなります。そして、自律神経のバランスも整うので、さまざまな不調の改善が期待できるのです。

ただし急激な動きで勢いをつけたり、力まかせに行なってしまうと、筋膜をゆるめることはできません。ゆったりした動作で時間をかけて行いましょう。

筋膜ねじりは
ぞうきん絞りの原理と同じ

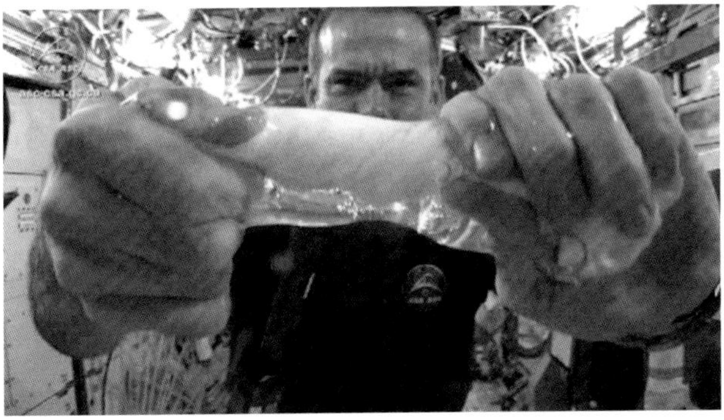

NASAより提供

宇宙空間で水を浸したぞうきんを絞っている様子。両端からゆっくりねじっていくと、重力の影響を受けないため、にじみ出た水が下に落ちずにぞうきんの表面にたまっている。筋膜プリプリ体操をすると、筋膜と筋肉がこのような水分に満たされた状態に！

「おじぎねじり」の前後で前屈が深くなっていたら筋膜がうるおっている証拠

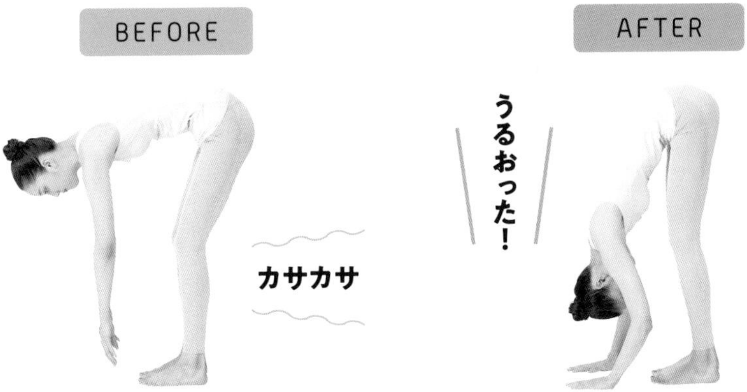
BEFORE
カサカサ
AFTER
うるおった！

前屈は副交感神経、後屈は交感神経のスイッチ

私はヨガの指導資格も持っているのですが、古くからヨガの世界では、前屈をすると副交感神経が、後屈をすると交感神経が優位になるといわれていました。でもそんなことは医学部では習いませんから、自律神経と体の動きにどういう関係があるのかがはっきりわかっていなかったのです。そこで実際に体に計測器をつけて体を動かし、自律神経の活性を調べました。すると、体の前側を伸ばすと交感神経が刺激されて優位になり、背面を伸ばすと副交感神経が刺激されて優位になることが数値でも示されたのです。

後屈すると筋膜が筋肉とともに太ももの前、お腹、胸、首と体の前側が広く伸ばされ、腰や肩甲骨の下が縮まりますね。一方、私たちの体には背骨がありますから、前屈をしても背中側の筋膜と筋肉の伸びは少なく、お腹側もそれほど収縮しないのです。これが後屈と前屈の組み合わせで自律神経が整う理由です。

ちなみに、ヨガのクラスの最後によく取り入れられている「脱力のポーズ」を行うことで、副交感神経がさらにいっそう高まって交感神経と副交感神経のバランスがとれることもわかりました。〝筋プリ体操〟の最後は、脱力ポーズでゆっくり休息をとりましょう。

ヨガで検証！
前屈・後屈ポーズでの自律神経の変化

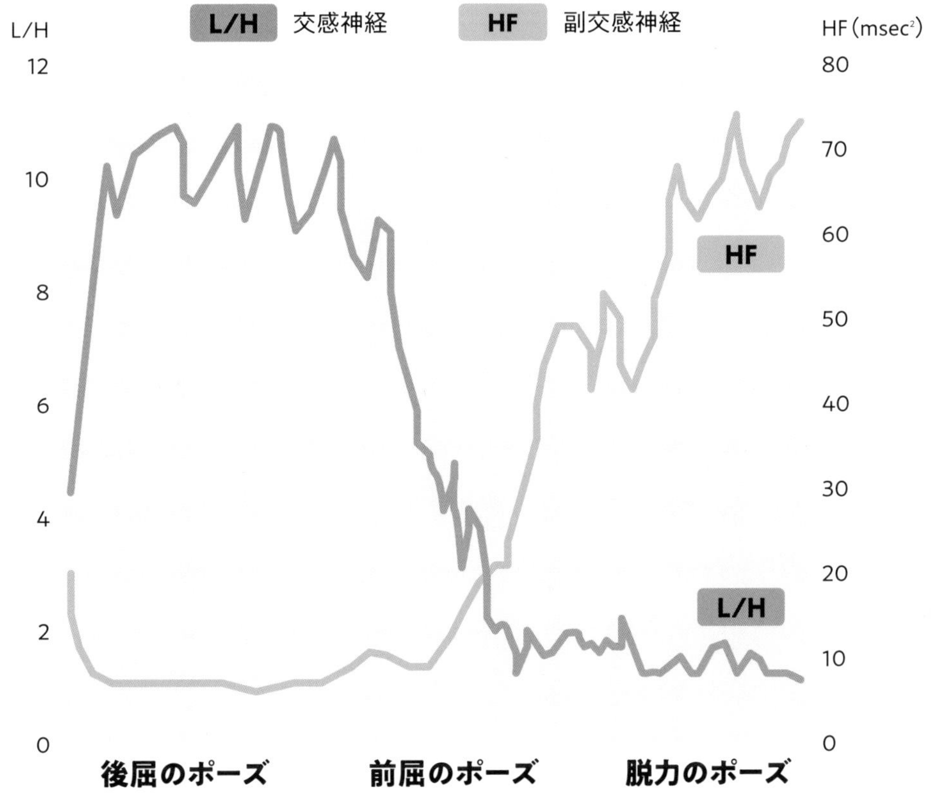

後屈+前屈+脱力で自律神経が安定

後屈ポーズを行うと交感神経が高まり、前屈ポーズを行うと交感神経が鎮まって副交感神経が高まる様子がわかる。最後に脱力のポーズを行うと、副交感神経がさらに高まって体は睡眠時のようなリラックス状態に。

いいことだらけ!

免疫力が
上がる

冷えがとれ
体がポカポカ

腸内環境が整って
便秘が改善

うるおいが増して
肌が若返る

疲れにくく
なる

風邪を
ひきにくく
なる

イライラ、
落ち込み、
心の不調が
減る

自律神経が整えば、

耳鳴り、めまいが
楽になる

ストレス
発散
になる

体が
やわらかくなる

眠りが
深くなる

生理痛や
更年期症状が軽くなる

太りにくく
なる

「筋膜プリプリ体操」の全身効果

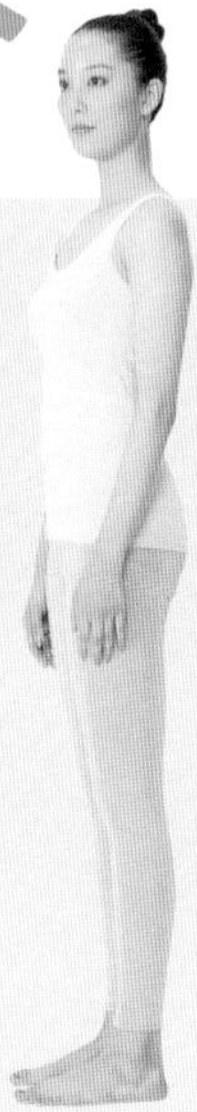

STEP
1 下腹に力を入れて骨盤を立てるから姿勢が整う

下腹を背骨のほうに引き込むようにする感覚をもつと、骨盤が立ち、姿勢が安定し、美しく。安全に体を動かすこともできます。また、ぞうきん絞りのように、この起点を固定してから動くことで、深くねじることができるようになります。

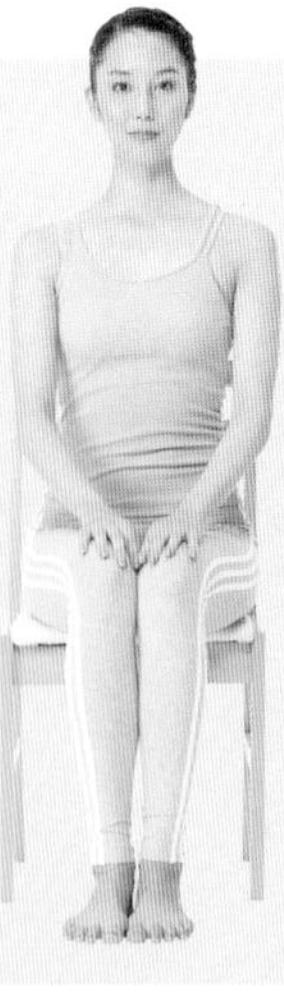

STEP
2 必ず右ねじりから行って腸から自律神経へアプローチ

腸内の便の動きと同様に右→左へねじることで、排泄を促し腸内環境が整う効果が。腸と脳は自律神経や免疫などを介して違いに影響を及ぼす（腸脳相関）ため、常に腸内環境をよい状態にしておくことが望ましいのです。

STEP 3 体側を伸ばすと呼吸が入りやすくなり運動効果がアップ

体側を伸ばすことで、呼吸時に働く横隔膜や肋間筋《ろっかんきん》などの呼吸筋をストレッチ。かたまった筋肉がほぐれることで、呼吸を深く取り込むことができるように。また、肩まわりや腰も伸びるので肩こりや腰痛緩和にもおすすめ。

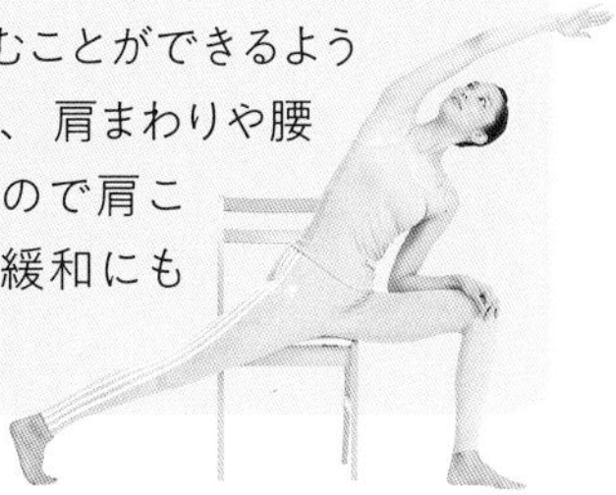

STEP 4 前屈か後屈で背骨まわりの自律神経を刺激

背骨の両わきには自律神経が通っています。前屈や後屈を行うと背骨まわりの筋肉や皮膚が伸ばされ、それが刺激になって自律神経に伝わります。後屈では交感神経を、前屈では副交感神経を高めることができるのです。

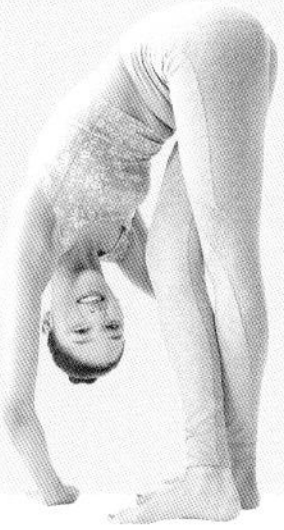

STEP 5 ゆっくり呼吸をしながら行うから自然に深い呼吸ができるようになる

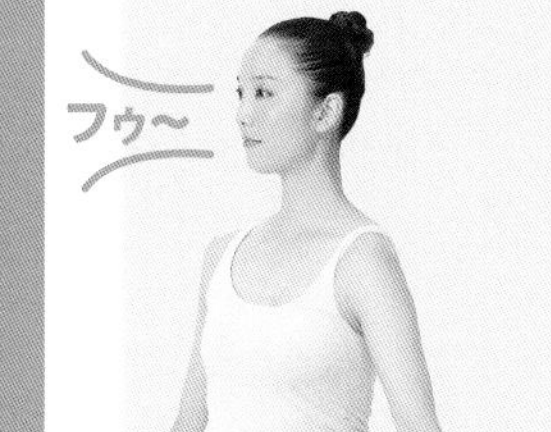

呼吸をゆっくりコントロールすることでも自律神経の調節が可能に。普段浅くなりがちな呼吸を深めるとともに、吐きながら動くことで筋肉のよぶんな緊張が解け、より深く倒したりねじったりすることができ、筋膜を存分に伸ばせます。

CONTENTS

だるい、不眠、冷え性、疲れやすい、イライラ、耳鳴り、めまい etc. 不調は自律神経が弱っているサインです …… 2

やってみよう

1 おじぎねじり …… 4

2 ねじりイナバウアー …… 6

PROLOGUE

体をねじって筋膜を伸ばすと自律神経が元気になる …… 8

体をねじると筋膜からリンパ液があふれ出す …… 10

前屈は副交感神経、後屈は交感神経のスイッチ …… 12

自律神経が整えば、いいことだらけ！ …… 14

「筋膜プリプリ体操」の全身効果 …… 16

本書の使い方 …… 22

CHAPTER 1

知れば知るほど納得 筋膜と自律神経の深～い関係 …… 23

筋膜ってなに？ すべての筋肉の一つずつを覆っている伸び縮みする膜のこと …… 24

筋膜は運動不足&老化で硬くなるとシワシワに！ …… 26

うるおって柔軟なプリプリ筋膜をつくるには「ねじる動き」が効く …… 28

自律神経は自分で動かせないが呼吸や筋膜から刺激を与えると元気にできる …… 30

まとめ

筋膜がうるおうと美しく健康になる仕組み …… 32

COLUMN

〝宇宙酔い〟も自律神経が関連 宇宙飛行士は自律神経を鍛える …… 34

CHAPTER 2

1回30秒でできる！ 筋肉プリプリ体操 実践編

1回30秒でできる！ 筋肉プリプリ体操 実践編 …… 35

筋プリ体操の4つのコツ …… 36

自律神経力を高める筋膜刺激エリア4 …… 38

POSE 1 副交感神経を高めてリラックス！ おじぎねじり …… 40

POSE 2 交感神経にスイッチを入れる後ろ反りポーズ ねじりイナバウアー …… 42

筋膜プリプリ体操の前後で確認 筋膜は伸びた？チェック …… 44

COLUMN 交感神経と副交感神経にともなう体の反応 …… 46

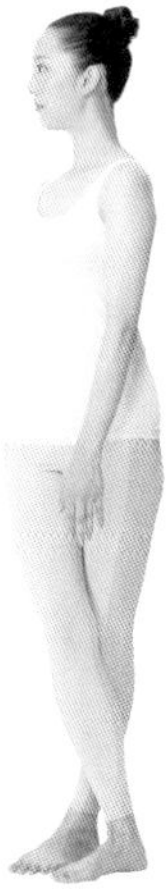

体をねじるだけで
筋膜がやわらかくなる

CHAPTER 3

筋膜がカチカチの人に 筋膜ウォームアップストレッチ

筋膜がカチカチの人に 筋膜ウォームアップストレッチ …… 47

WARM UP 1 足裏は筋膜の最終地点 足裏・足首筋膜ほぐし …… 48

WARM UP 2 下半身をほぐして柔軟性アップ 正座ふくらはぎ押し …… 50

WARM UP 3 動きやすい土台をつくる 足裏伸ばし …… 52

WARM UP 4 座りっぱなしで硬い人急増中 股関節伸ばし …… 54

WARM UP 5 代謝が上がりやすい体に もも前伸ばし …… 56

WARM UP 6 首から腰まで広くゆるむ 上半身の筋膜ほぐし …… 58

WARM UP 7 ゆがみが整い、筋肉への負荷が軽くなる 腰ねじり …… 60

COLUMN いつでもどこでもできる！ 耳ねじりで血流UP …… 62

CONTENTS

CHAPTER 4
オフィスで、自宅で、すき間時間にできる
イスの筋膜プリプリ体操 …… 67

イスに座ってねじるだけで筋膜が伸びてプリプリに！
在宅ワーク中でも手軽にできる …… 68

LESSON 1 頭と首の境目を刺激して、目、頭すっきり
考える人のねじり …… 70

LESSON 2 座りっぱなしの腰疲れを解消
イスのキャット&カウ …… 72

LESSON 3 脚のむくみや背中のこり予防に
大またわき伸ばし …… 74

LESSON 4 肩こり、腕の疲れに
両手上げねじり …… 76

LESSON 5 大きな筋肉にアプローチして冷え解消
股関節伸ばしねじり …… 78

LESSON 6 鼻づまりがラクになる
座った鷺のポーズねじり …… 80

COLUMN 低い音の耳鳴りには
「はちの羽音」ポーズがいい！ …… 82

CHAPTER 5
気になる悩みに合わせて
プラスして行おう！
不調別筋膜プリプリ体操

結局不調は自律神経がすべて関連している …… 84

胃腸の不調　お腹全体の筋膜が刺激される
ねじりの前屈 …… 86

便秘　腸のマッサージ効果あり
ひざ立てねじり …… 88

イライラ　ストレス　背骨まわりをジワッと伸ばす
片脚長座ねじり …… 90

落ち込み　うつな気分　胸を開いて前向きな気分へ
上体起こしのねじり …… 92

肩こり　四十肩　五十肩　肩まわりは筋膜をほぐすと軽くなる
後ろタオルねじり …… 94

腰痛・だるさ　腰がほぐれて血流UP
行かないでポーズ …… 96

頭痛　肩こり　首こり　後頭部も刺激して自律神経を整える
後ろ手前屈 …… 98

眠りが浅い 寝つけない 副交感神経の働きをアシストする
長座の前屈ねじり …… 100

COLUMN
自律神経を整えれば、ウイルスに強い体に!
筋プリ体操で免疫力がUPする …… 102

●免疫力UP筋プリ体操 初中級編
交感神経と副交感神経のバランスを整える
空気イスねじり …… 103

●免疫力UP筋プリ体操 上級編
ダイナミックな動きで免疫力をぐいぐい上げる
後ろキックねじり …… 104

COLUMN
自律神経の疲れには
休むよりあえて体を動かすといいことも! …… 106

EPILOGUE
ムリしない毎日で活力UP
自律神経が元気になる 生活のコツ …… 107

生活のコツ 1
速歩き、ゆっくり歩き、の インターバル速歩!で、自律神経が整う …… 108

生活のコツ 2
「そばのひ孫と孫はやさしい子かい? 納得!」は、十分マグネシウムをとる呪文 …… 110

生活のコツ 3
脳の疲れには 鶏の胸肉と回遊魚を食べて …… 112

生活のコツ 4
イラッ、不安には腹式呼吸、呼吸を途中で止めるとなおよい …… 114

生活のコツ 5
朝は後屈を多めに、夜は前屈を多めに、時間を味方にして自律神経を整える …… 116

生活のコツ 6
朝のキャベツのオリーブがけで 腸内環境をよく …… 118

生活のコツ 7
体をリラックスさせる「漸進的筋弛緩法」 …… 120

もっと知りたい! 筋膜プリプリ体操Q&A …… 122

おわりに …… 126

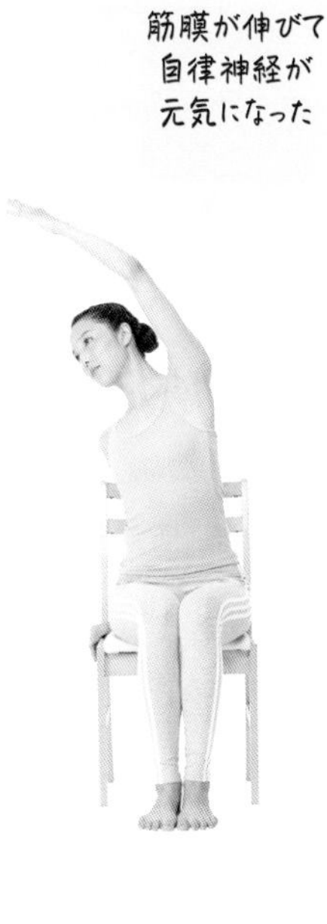

本書の使い方

STEP 1

基本の「筋膜プリプリ体操」、
「おじぎねじり」と
「ねじりイナバウアー」(第2章)を
朝晩1回行う

STEP 2

「体が硬いな」と感じたら…
「筋膜ウォームアップ
ストレッチ」(第3章)を
プラス

STEP 3

慣れてきたら…
いつでもどこでも
「イスの筋プリ体操」(第4章)
体調に応じて
「不調別　筋プリ体操」(第5章)を

さあ、あなたも
プリプリ筋膜になって
自律神経を
元気にしましょう!

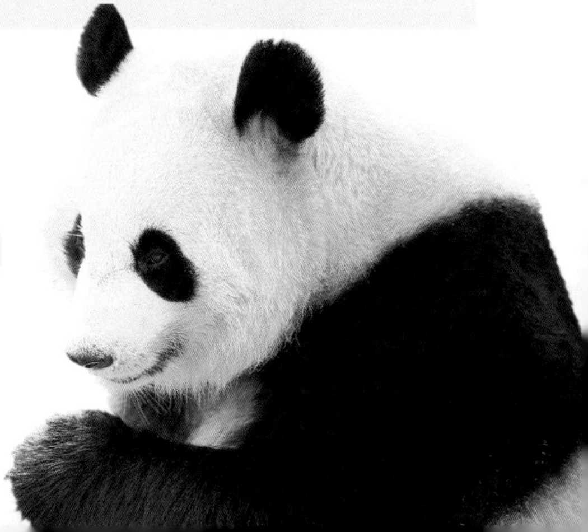

CHAPTER

1

\\ 知れば知るほど納得 //

筋膜と自律神経の深〜い関係

筋膜を元気にするとうれしい効果がいっぱい!
では、筋膜ってそもそもどんなもの?
筋プリ体操をするとどうして元気になるの?
詳しく見ていきましょう!

筋膜ってなに？
すべての筋肉の一つずつを覆っている伸び縮みする膜のこと

まずは筋膜についてお話していきましょう。筋膜は一つひとつの筋肉を包んでいる膜のことで、コラーゲン繊維やエラスチン繊維、線維芽細胞といったものが交互に合わさってできています。筋膜と筋膜の間や、皮膚と筋膜の間には、毛細血管や細胞間液、酸性グリコサミノグリカンといったリンパ液が流れていて、うるおいを保っています。そのため、筋膜は筋肉の動きに合わせてさまざまな方向に伸び縮みができています。私たちの体はこの筋膜によって、ボディースーツのように全身が覆われているのです。

いっぽう、運動不足や加齢などで筋膜の表面の水分が失われ、硬くなったり縮んだりすると、筋肉の動きにも制限がかかります。こうなると関節の可動域も狭くなり、骨格のゆがみなどにもつながり、ひいては全身の健康状態に影響を及ぼします。筋肉の動きをスムーズにするためには、まずは筋肉を覆っている筋膜をゆるめて伸びやすくしておくことが大切なのです。

オレンジで解説！筋膜と筋肉の関係

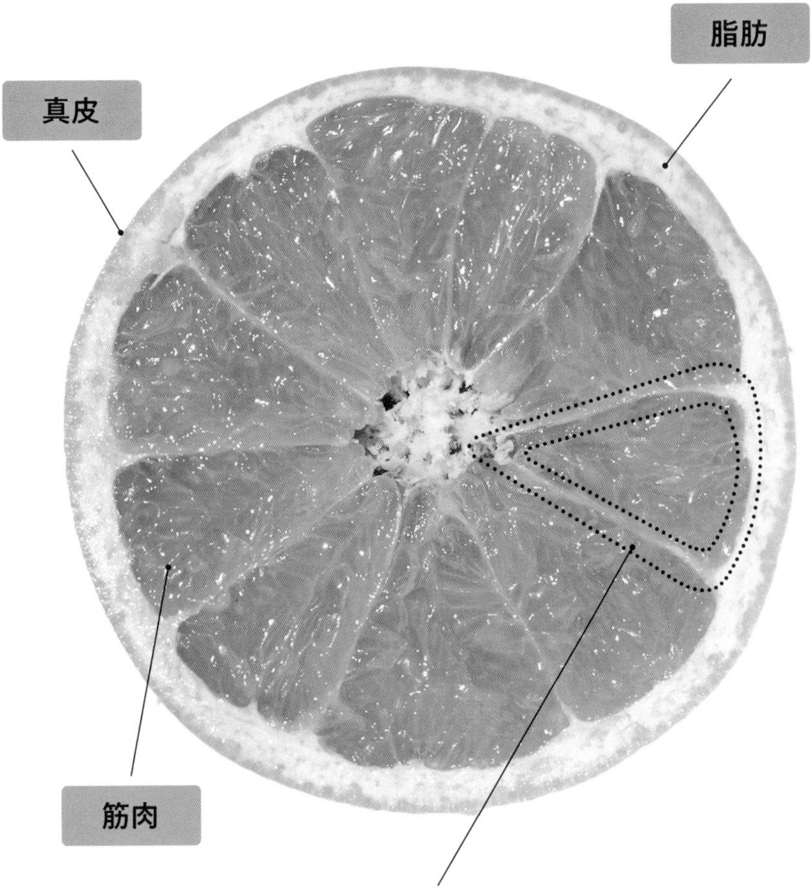

房を包んでいる膜が筋膜

オレンジの断面を例に説明すると、外側の厚い皮は人間の体でいう真皮（皮膚）、白い部分は脂肪、果肉が筋肉で、それをひとつずつ包んでいる房が筋膜にあたる。筋膜がやわらかく伸びやすいと、筋肉は自由に動くことができる。

筋膜は運動不足&老化で硬くなるとシワシワに！

筋膜の表面を観察すると、動きの活発な若い人はコラーゲン繊維やエラスチン繊維がきれいに整然と並んでいます。ところが、運動不足だったり、年齢を重ねた人の筋膜は、繊維の配列がゆがんで、よれたりシワシワに。筋膜は筋肉を包む膜ですから、これが硬くなったりゆがんでしまうと、筋肉の動きが悪くなってしまいます。ただし筋膜は、効果的な運動によって再生することが証明されていますから、硬くシワシワになっていたとしても元気に整えて若返らせることが可能です。

筋膜が元気になると、筋肉や関節の可動域が広がります。これにより筋膜にもうるおいが増し、さらに筋肉の滑走性（＝動きやすさ）が増加するという好循環を促します。また、筋膜の周囲にはたくさんの痛みの神経が走っているので、体の動きやケガなどのトラブルにも気づきやすくなります。

体の主役はさまざまな信号を出す脳やその指令をコントロールして届ける自律神経、あるいは姿勢や運動に働く筋肉や神経、体に栄養を届ける血管で、筋膜は端役に見えるかもしれません。でも、それらをカバーし、うるおいを与えて働きやすくしてくれて体を元気にするのは筋膜。筋膜はまさに裏方の主役なのです。

筋膜と筋肉の状態を ソーセージに例えて解説

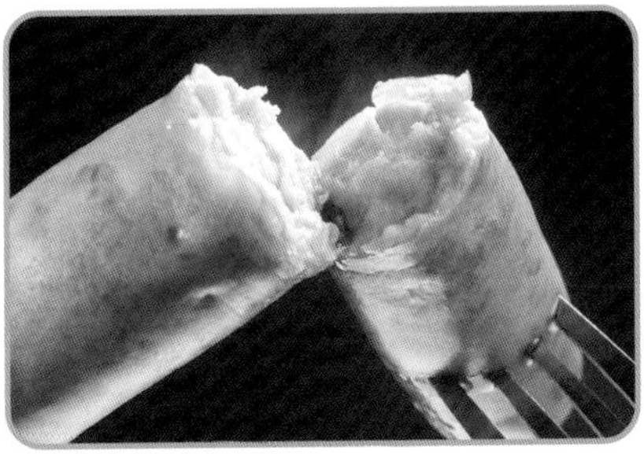

ソーセージの薄い膜が筋膜

ソーセージを切ったとき、中につまっている身の部分が人間の体では筋肉、それを覆っている外側の膜が筋膜にあたる。

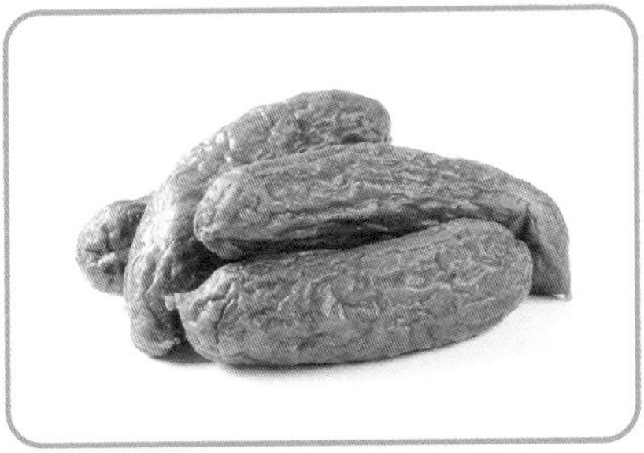

運動不足や加齢でシワシワに

しばらく放置したソーセージは、外側が乾いてシワシワになる。同様に筋膜も表面を流れるリンパ液が滞り、うるおいを失うと、硬くなってしまう。

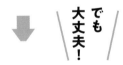

でも大丈夫!

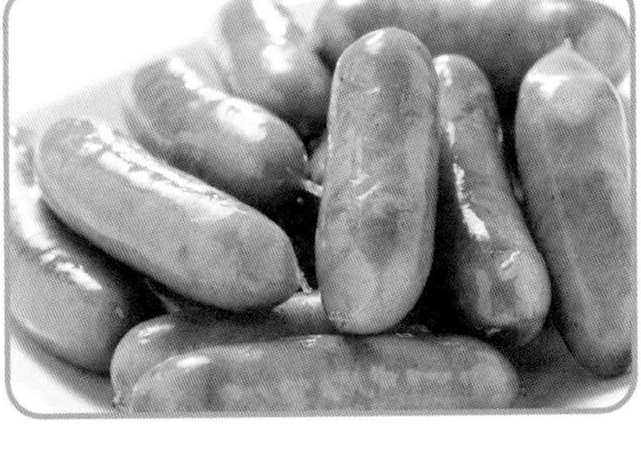

筋膜プリプリ体操でうるおい復活!　ピンと張った筋膜に

熱を加えて中から肉汁があふれだしそうなソーセージは表面がつやつや!　筋膜も運動をすることでリンパ液があふれてうるおいを取り戻しキレイに伸びて、若返る。

うるおって柔軟なプリプリ筋膜をつくるには「ねじる動き」が効く

筋膜がうるおうためには、筋膜に十分なリンパ液が流れている必要があります。そのためには、ゆっくりとしたねじりの動きが効果的です。

それは筋肉の構造からも明らかです。左の図のように、筋膜は筋肉が伸び縮みする方向と同じ向きの動きには伸びにくく、筋肉の動く方向に対して斜めや直角（垂直）に力を加えると効果的に伸ばすことができます。つまり、体の動きでいうとねじりの動作がぴったりなのです。また、筋膜は瞬発的な動きでは伸びません。筋断裂という言葉を聞いたことがあるかと思いますが、あれは筋肉だけでなく筋膜も破れた状態です。筋膜は意外と簡単に傷ついてしまうので、瞬発力で動いてしまうのはケガのもと。一つの動作をゆっくりと20秒以上かけ、ねじったところで長くキープするといいでしょう。もし1度に20秒のキープが難しければ、10秒ずつ2回行うなど、回数を分けても効果は変わりません。積み重ねると同じ効果があります。

ゆっくりねじりの動作をしていると、じんわり汗がにじんできます。それが筋膜がプリプリになって交感神経が刺激されているサイン。詳しくは後述しますが、そのとき呼吸をしっかりすることも効果を上げてくれます。

筋肉と同じ方向に動いても筋膜は伸びません

筋肉と筋膜を同じ方向に伸ばした場合

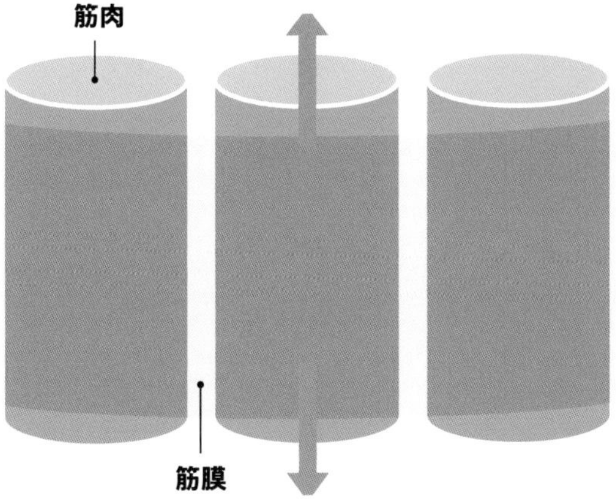

筋肉は骨に付着していて、伸び縮みする方向が決まっている。その方向に動いていても筋膜は十分に伸び縮みできない。

筋肉に対して斜めか直角方向に筋膜を伸ばした場合

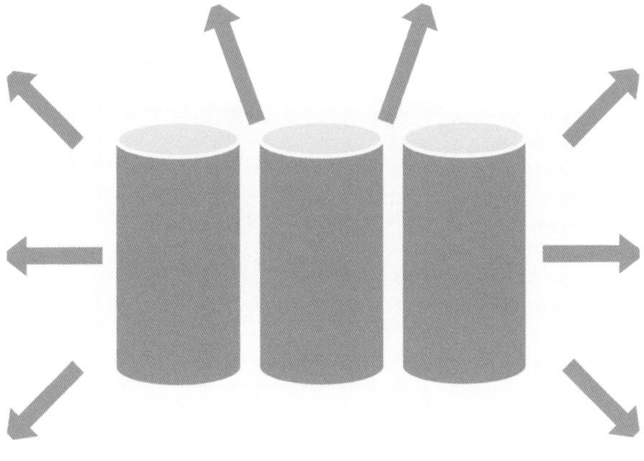

筋肉の伸び縮みの方向に対して、斜めや直角の方向に動くことで筋膜を十分に伸ばすことができる。

自律神経は自分で動かせないが 呼吸や筋膜から 刺激を与えると元気にできる

自律神経は、内臓の働きや体温調整、循環、呼吸など体の機能に関わっています。これらは反射で起こるもので、原則として自分でコントロールすることはできません。ただし、一つだけ自分の意志で変えられるものがあります。それは呼吸です。もともと私たちは、生活のさまざまなシーンで呼吸を取り入れています。ストレスや緊張を感じたときに、落ち着こうとしてゆっくり深呼吸をくり返した経験はありませんか？　ラジオ体操の最後にも、大きな深呼吸を行いますね。これらも興奮を抑えるための自律神経のコントロールなのです。

呼吸を意識しながら運動を

世の中には多種多様な呼吸法がありますが、呼吸だけをコントロールする方法を習得しようとすると多くは長時間の訓練を必要とするもの。私の経験上、それよりもっと簡単に効果が出せる、「呼吸を意識しながら動くこと」をおすすめします。ねじりの動きで筋膜を刺激することでも交感神経が高まることは、これまで紹介してきた通りです。つまり即効性があって自律神経を元気にするもの……それは「呼吸を意識したねじり運動」なのです。ゆったりした呼吸を行いながら、ねじる体操で筋膜により効果的に刺激を与えることにより、自律神経を活性化して元気な体をつくることが可能になります。

効果ＵＰのためにはやり方が大切

９ページで日常生活での交感神経と副交感神経の変化について説明しましたが、自律神経の活性化のためには、このどちらか片方が働くわけではなく、両方を高いレベルで働かせている状態が理想です。そのためにまず交感神経を刺激して高めるところから始めるのがよいのですが、大事なのがそのやり方。体をねじってから横や前後に倒しますが、その動きをゆっくりていねいに行いましょう。もちろん同時に呼吸も意識できるとよいです。

ストレスや運動不足、加齢などによって、自律神経のバランスは簡単に乱れてしまいます。でも、ゆったりした呼吸を続けながらねじりの動作で筋膜を刺激すれば、自律神経のパワーが上がり、よく働くようになるので体や心の調子はどんどんよくなるはずです。〝筋プリ体操〟で、「なんとなくだるい」状態から脱出しましょう！

まとめ

筋膜がうるおうと美しく健康になる仕組み

筋膜がうるおうと、リンパや血液の流れがよくなります。
代謝が上がるので、健康にも美容にもうれしい効果がいっぱい。くわしく見ていきましょう!

健康に効く仕組み

筋膜をねじって筋膜のうるおいUP

↓

筋肉の滑走性がよくなる

↓

関節の可動域が広がる

↓

仕事や動作をするのがラクになる

↓

結果

ケガを未然に防げ、疲れにくくなる

筋膜がうるおうことで、体の動きがよくなるので、ケガが少なくなったり、体力がついて疲れにくくなったと感じることも。全身のそれぞれの筋肉がバランスよく使われるようになるので、肩や首のこり、腰痛の改善にも役立ちます。

美肌&若返りに効くこと

**筋膜をねじると
毛細血管の血流がよくなる**

⬇

肌に栄養が行き届く

⬇

コラーゲンやエラスチンの生成が促進

⬇

肌の新陳代謝が正常に戻る

⬇

結果

お肌がうるおって若返る

実は体の中でも目のまわりや口のまわりには筋膜がありません。ただ、全身の筋膜はつながっているので、1か所の筋膜が柔軟になり血流がよくなることで肌のつやがよくなったり、体のアンバランスが整う効果も期待できます。

さらに!

自律神経が整うから心も安定する

筋肉内の交感神経を刺激して血流がよくなると、自律神経が整います。オンオフの切り替えがうまくできるようになり、質のよい休養もとれ、やる気が出てくるなどの効果もあり。それらはメンタル面にもプラスに働きます。

COLUMN

“宇宙酔い”も自律神経が関連

宇宙飛行士は自律神経を鍛える

私はJAXA（宇宙航空研究開発機構）宇宙飛行士医学審査会専門委員を務めており、宇宙飛行士の健康管理にも携わっています。ここでご紹介している自律神経は乗り物酔いにも関わり、実は宇宙に行くと７割ぐらいの人が１～２日目まで「宇宙酔い」という体調の悪さを訴えます。

乗り物酔いも宇宙酔いも、目から入ってくる情報と内耳にある三半規管が感知する「情報のズレ」から起こります。宇宙では無重力になるため、内耳にある重力のセンサーが働かなくなり、地上とは異なる情報のズレが起こります。これを海馬の中で過去の記憶と照らし合わせ、不快だと思うと自律神経の働きが乱れ、冷や汗が出たり胃の不快感を感じるなどといった、酔いが起こるのです。

ちなみに地上の乗り物酔いは、薬を使ってでも経験を積めば、この「情報のズレ」は不快ではないという記憶に変わり自律神経は乱れなくなります。宇宙旅行士は宇宙ステーションの中でさまざまな運動を積み重ね、自律神経を安定化していると考えられます。２回目以降の宇宙飛行では宇宙酔いはほとんど出なくなります。

CHAPTER

2

\\ 1回30秒でできる！ //

筋膜プリプリ体操 実践編

筋膜のしくみがわかったところで、
まずは基本の筋プリ体操二つを始めましょう。
効果アップのポイントは、なるべくゆっくり動くこと。
呼吸を意識しながら行っていきましょう。

筋プリ体操の4つのコツ

KOTSU

コツ 1

動作はゆっくり行うほど筋膜は伸びる

筋膜をゆるめるには、ゆっくり動くことが大切。目安は1動作20秒、難しい場合は10秒キープを2回行っても同じ効果が得られる。

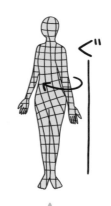

20秒以上キープ

(10秒×2回でもOK)

KOTSU

コツ 2

動くときは息をゆっくり吐きながらを意識

自律神経を刺激するために呼吸の意識は不可欠。各ポーズのねじりや前屈、後屈などの動きは、はじめにいったん息を吸ってゆっくり吐きながら行おう。

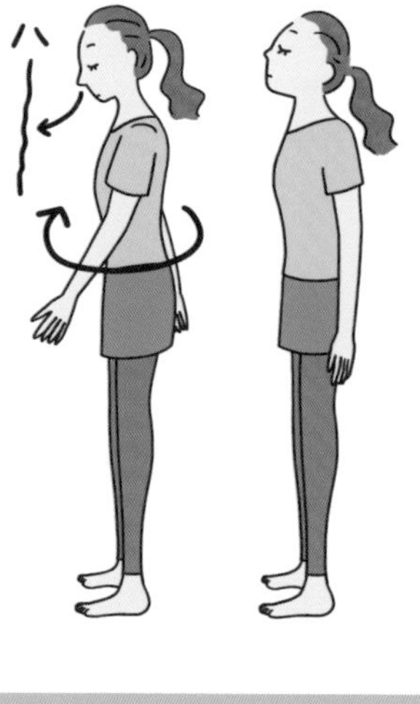

筋膜をゆるめて動きをスムーズにするためには、ただ筋膜を伸ばしていてもダメ。コツは「動きはゆっくり行う」「呼吸をする」「右からねじる」「先端から中心へ」の4つ。筋膜を効果的にゆるめるためには、これらを必ず守って行うようにしましょう。

KOTSU

コツ

3

右からねじって腸を刺激する

腸が整うと自律神経も整う。だから排出機能を促すのが大切。大腸を通って排泄される便は右下腹→左下腹へ進む。そのため、ねじる時は右→左の順で行おう。消化が促進され腸内環境改善に。

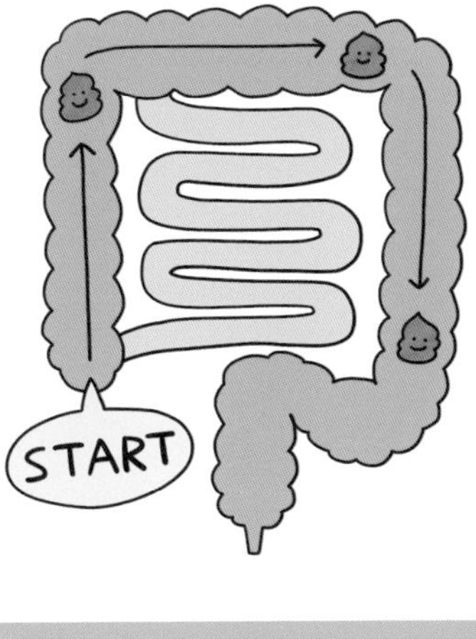

KOTSU

コツ

4

先端から中心へねじるイメージで

ぞうきんを絞る時のイメージで、ねじるときは体の先端から順番にねじっていくのが効果的。頭や手足から動き出し、最後にお腹や腰など体幹部をねじって。

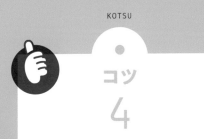

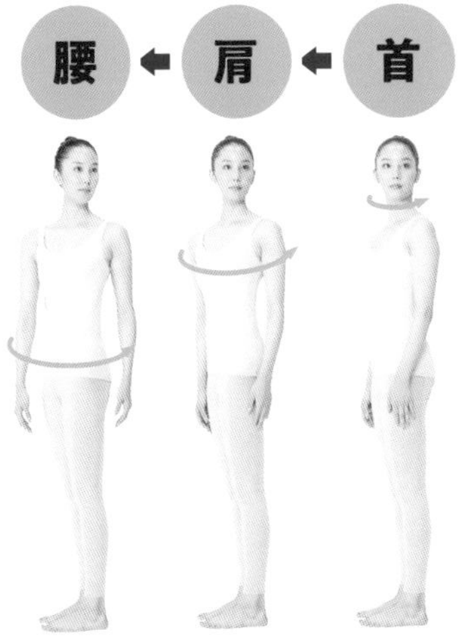

自律神経力を高める 筋膜刺激エリア4

私たちの皮膚の表面は皮膚分節とよばれる領域に分けられていて、部位によってどの神経が支配するかが決まっています。それぞれのエリアの皮膚に圧力をかけると、対応する部位の交感神経が刺激されて血流がよくなるのです。例えば首の付け根あたりを刺激すると、同じ大後頭《だいこうとう》神経という神経が支配している部位の交感神経が興奮します。その結果、鼻の通りがよくなったり、目の疲れがとれたり、手足や顔の表面の温度が上がる、などの反応を起こせるのです。

自律神経を効果的に刺激する部位は、左ページのように首の後ろの生え際のあたり（第2頸髄《けいずい》）、胸の上部（第2胸髄）、腰まわり（第1腰髄）、尾骨まわり（第1仙髄）の4つのエリアです。これらはなかなか自分では刺激することが難しいのですが、ねじる、側屈するなどの動きでそこに圧をかけることで、自力で刺激できます。〝筋プリ体操〟ではこの4つのエリアを上手に動かし、自律神経を高めます。

自律神経を効果的にUPする4つの刺激エリア

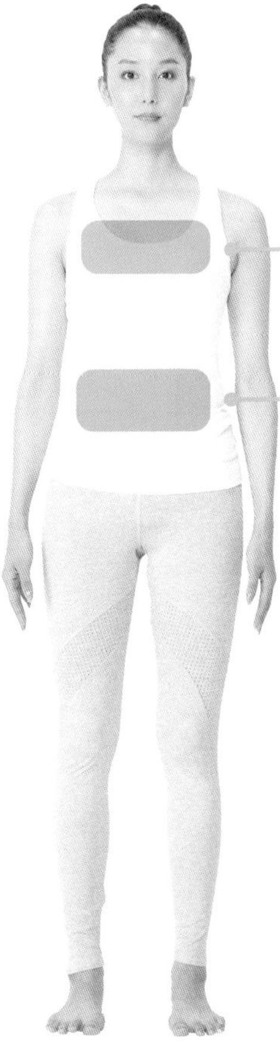

1 **頭頂と首すじの中間の生えぎわ**

第2頚髄

2 **鎖骨の下、胸の上部と肩甲骨の上部**

第2胸髄

第1腰髄

3 **腰まわりと下腹**

第1仙髄

4 **尾骨のあたり**

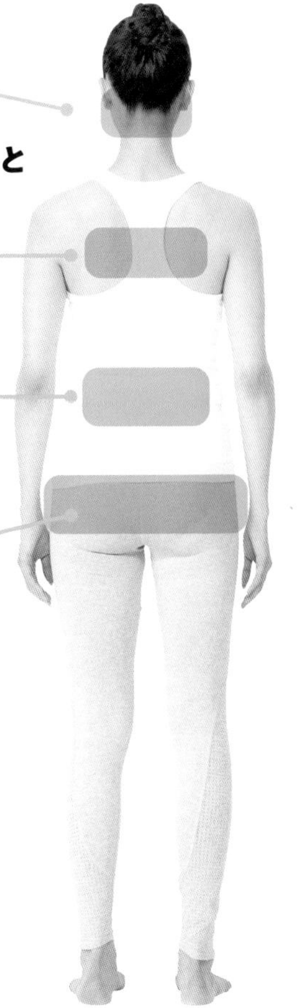

筋プリ体操でポイントになるエリアをおさえておこう。刺激しながら動くとじんわり汗が出てきて、自律神経が活性化していることを感じられる。

体をねじるときは2点を固定してぞうきんしぼりのイメージで

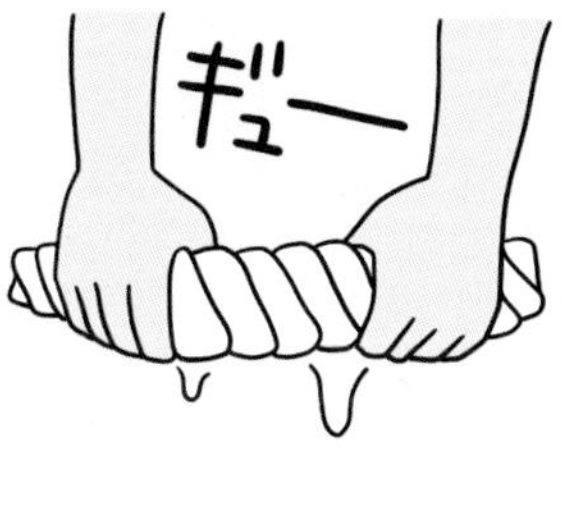

例えば胸を張る、おなかを引き上げるなどで、それぞれのポイントを固定できる。この体勢でねじるとしっかり力が入り、筋膜刺激効果がアップ。

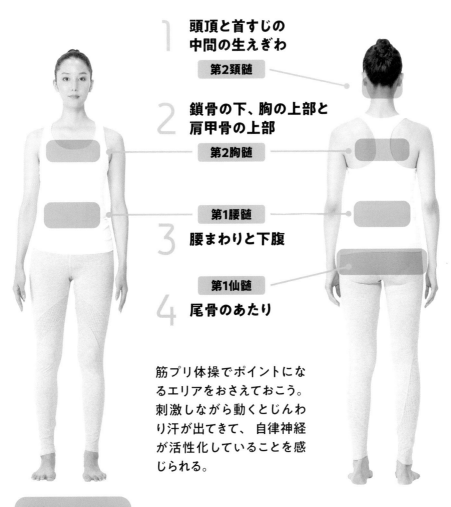

POSE 1

副交感神経を高めてリラックス!

おじぎねじり

全身の筋膜をダイナミックに伸ばしながら、前屈を加えることで
副交感神経を高めます。できる人は、手を床につけて強度を高めて。

STEP 1 下腹に力を入れて立つ

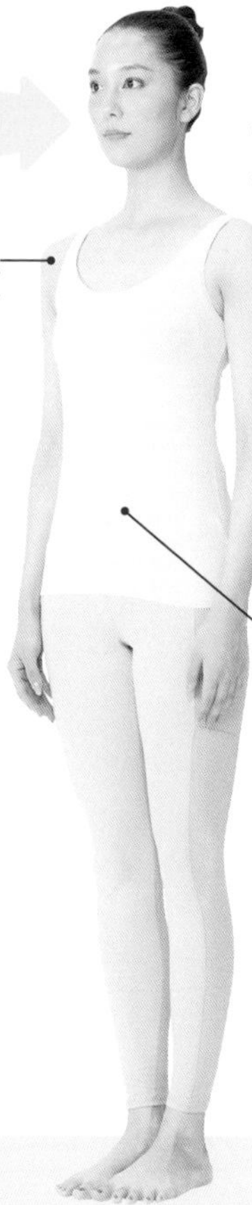
吸う
背すじを
伸ばす
肩は
力を抜く
下腹に
力を入れ、
おへそを
内側に
引き込む

STEP 2 脚をクロスする

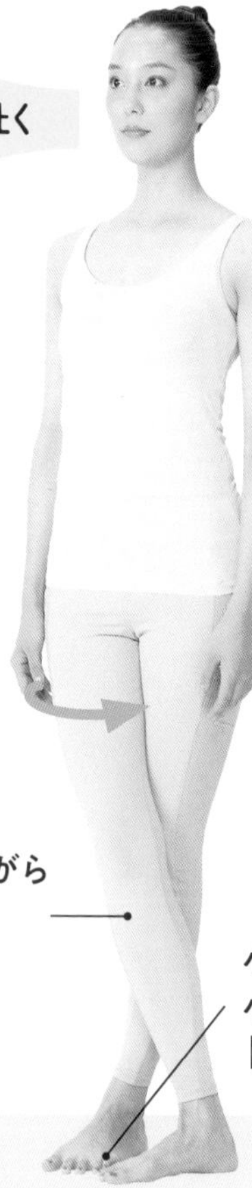
吐く
FASCIA
筋膜
刺激
息を吐きながら
右脚を
前に
小指と
小指をつけて
「ハの字」に

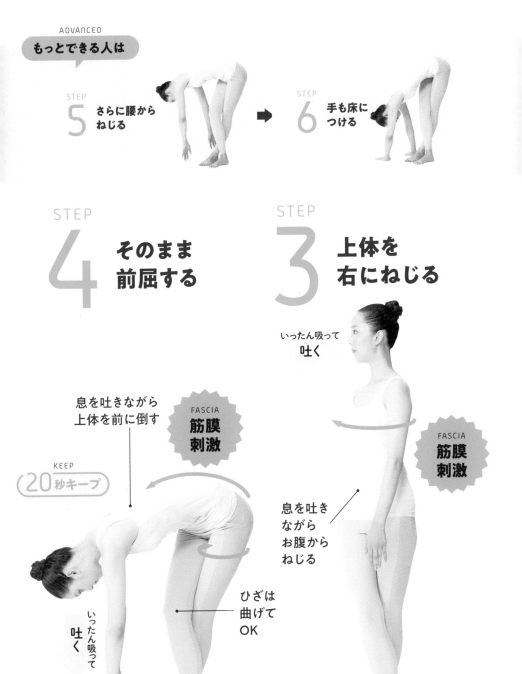

ADVANCED

もっとできる人は

STEP 5 さらに腰からねじる

➡

STEP 6 手も床につける

STEP 3 上体を右にねじる

いったん吸って
吐く

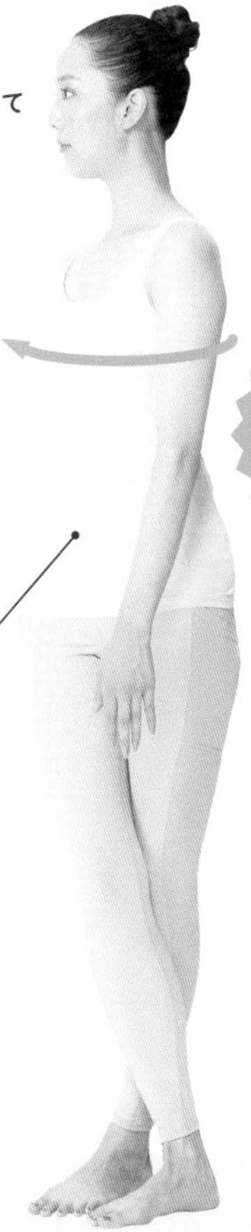

FASCIA
筋膜刺激

息を吐きながらお腹からねじる

STEP 4 そのまま前屈する

息を吐きながら上体を前に倒す

FASCIA
筋膜刺激

KEEP
20秒キープ

いったん吸って
吐く

ひざは曲げてOK

反対側も同様に

POSE 2

交感神経にスイッチを入れる後ろ反りポーズ

ねじりイナバウアー

ねじりの動きに胸を開く後屈のポーズを加えると、交感神経が高まり体を目覚めさせます。呼吸が深く入って前向きな気持ちになる効果も。

STEP 1 後ろで手を組んでまっすぐ立つ

吸う
両手の指を
後ろで組む
下腹に
力を
入れて
おへそを
内側に
引き込む
足は腰幅
に開く

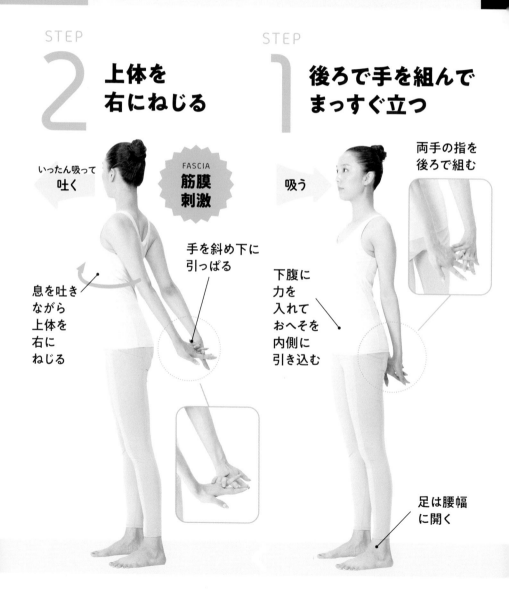

STEP 2 上体を右にねじる

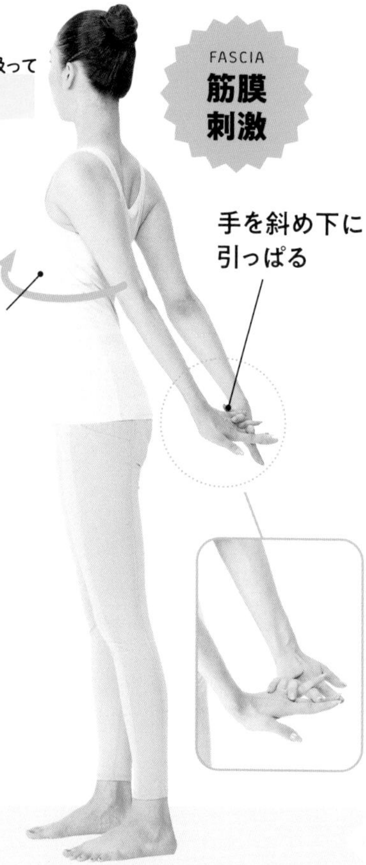
いったん吸って
吐く
FASCIA
筋膜
刺激
手を斜め下に
引っぱる
息を吐き
ながら
上体を
右に
ねじる

STEP
3 上体を横に倒す

FASCIA
筋膜刺激

いったん吸って
吐く

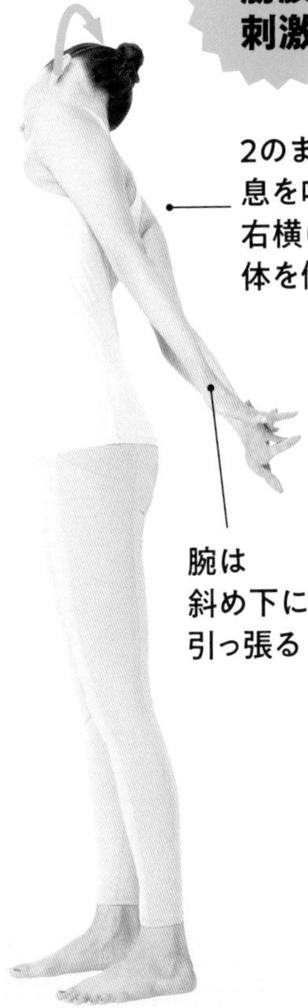

2のまま
息を吐いて
右横に
体を倒す

腕は
斜め下に
引っ張る

STEP
4 さらに上体を後ろに倒す

いったん
吸って
吐く

FASCIA
筋膜刺激

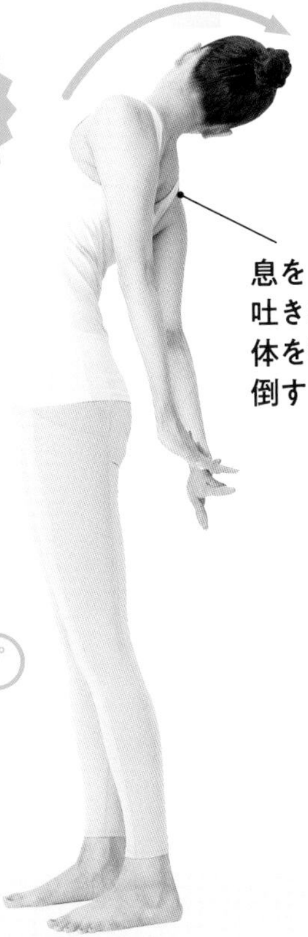

息を
吐きながら
体を後ろに
倒す

KEEP
20秒キープ

反対側も同様に

CHECK LIST

筋膜プリプリ体操の前後で確認

筋膜は伸びた？チェック

体操をいくつか組み合わせて行うことで、筋膜がうるおって体の動きがよくなります。
体操をする前後で体の可動域を比べてみましょう。

✓ 体を左右にねじってみて
ねじりやすくなった？

✓ 体はポカポカしてる？

✓ 呼吸は深くなった？

✓ 前屈しやすくなった?

BEFORE

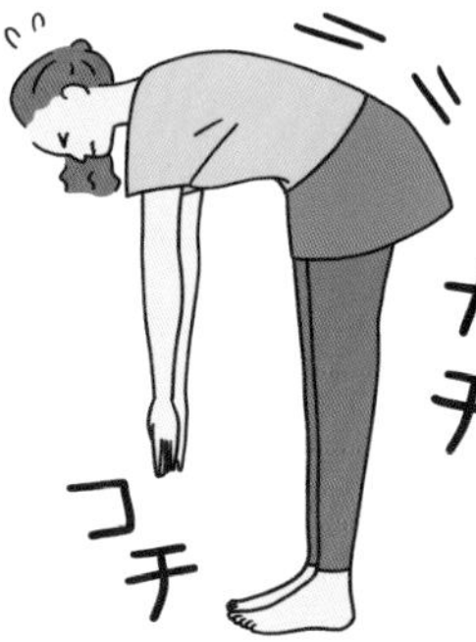

AFTER

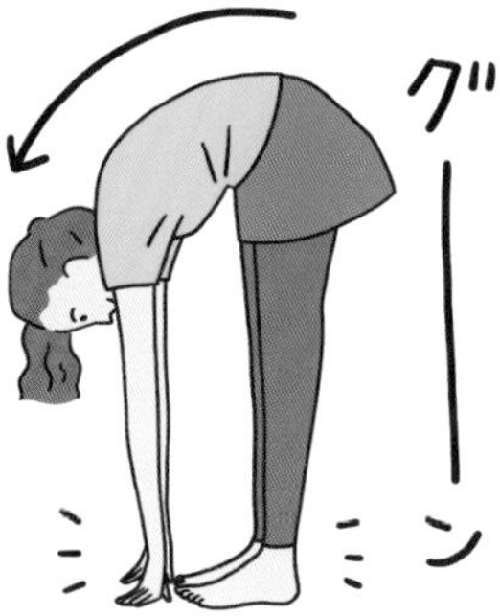

✓ 後屈しやすくなった?

BEFORE

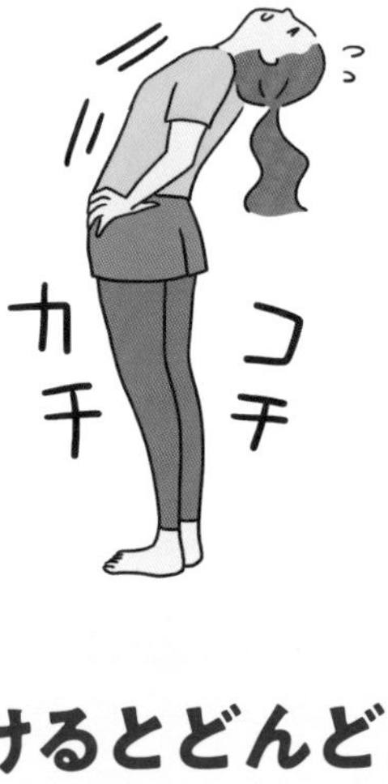

AFTER

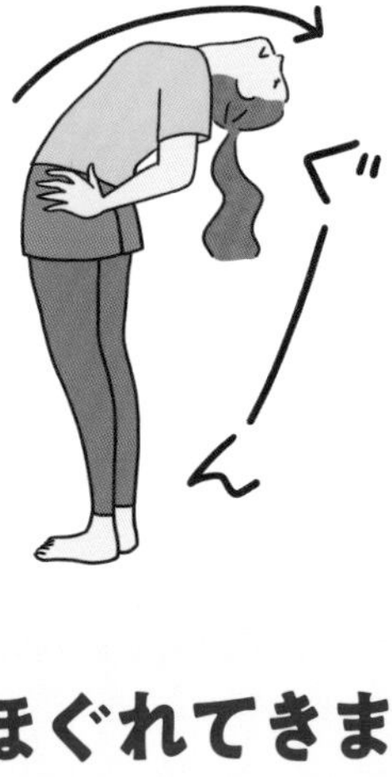

続けるとどんどん筋膜がほぐれてきます!

COLUMN

自律神経は体の各所の働きを支配している

交感神経と副交感神経にともなう体の反応

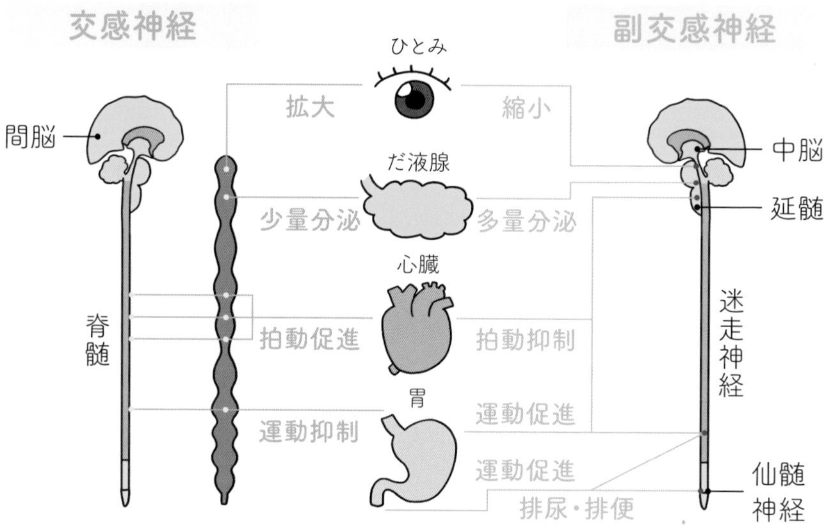
交感神経
副交感神経
ひとみ
拡大
縮小
間脳
中脳
だ液腺
少量分泌
多量分泌
延髄
心臓
脊髄
拍動促進
拍動抑制
迷走神経
胃
運動促進
運動抑制
運動促進
仙髄神経
排尿・排便

背骨の両わきには、2本の交感神経の幹が走っています。これらは、体の主な器官とつながっていて、私たちの無意識下でその働きを調整しています。上の図は、交感神経と副交感神経が、どのように体へ働いているかを表したものです。例えば、ひとみは交感神経が働くと拡大し、副交感神経が働くと縮小します。心臓は交感神経が働くと鼓動が早くなり、副交感神経が働くと遅くなるといった具合です。

多くの器官はこのように交感神経と副交感神経の両方からそれぞれ逆の働きをコントロールされています。筋プリ体操で両方を刺激するのもこのためです。

CHAPTER

3

\\ 筋膜がカチカチの人に //

筋膜ウォームアップストレッチ

効果抜群の筋プリ体操ですが、
体が硬い人は、まずは筋膜をほぐしてからがおすすめ。
足裏、下半身、上半身と順番に整えていくことで、
むりなく効果UPがねらえます。

WARM UP 1

足裏は筋膜の最終地点

足裏・足首筋膜ほぐし

体操を始める前のウォーミングアップとして足裏や足首をほぐすことからスタートしましょう。足裏にある足底筋膜は、下半身の筋膜をゆるめる要です。

STEP 1

足首を回す

楽な姿勢で座り、右手で右の足首をおさえ、左の手指と右の足指同士で握る。そのまま左右に10回ずつ回して、硬くなった足首をほぐす。

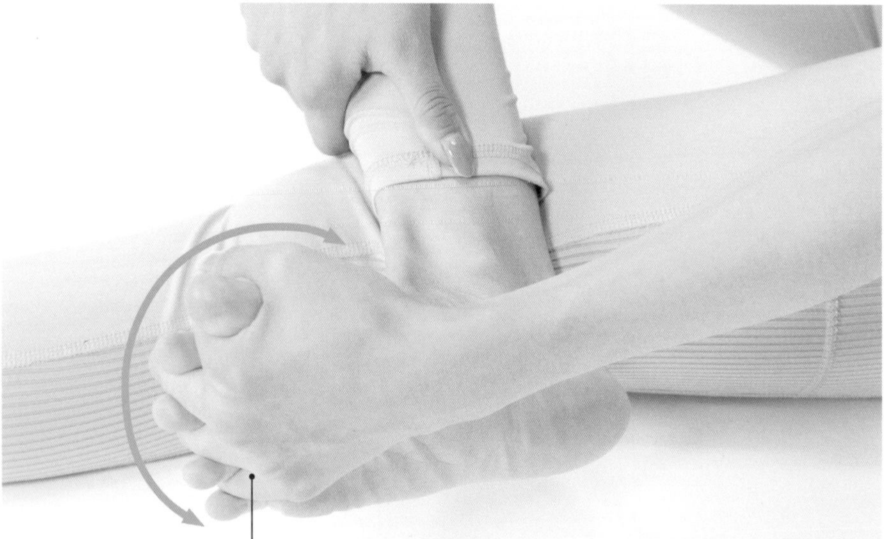

左右各 10回

手指と足指で握手するようにして
足首を大きく回す

STEP

2 「湧泉」のツボを押しながら足首回し

左右各 5回

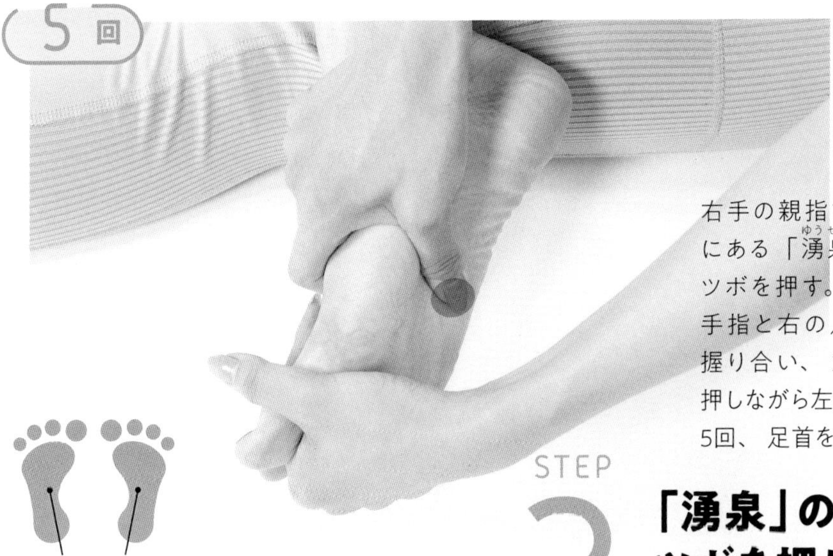

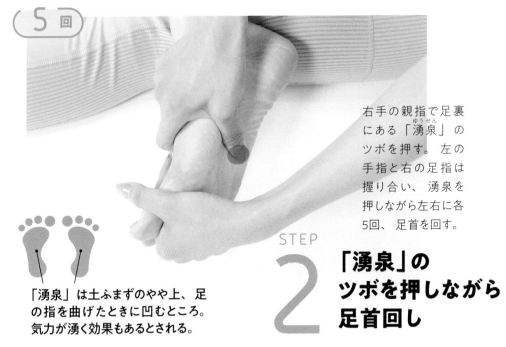

右手の親指で足裏にある「湧泉《ゆうせん》」のツボを押す。左の手指と右の足指は握り合い、湧泉を押しながら左右に各5回、足首を回す。

「湧泉」は土ふまずのやや上、足の指を曲げたときに凹むところ。気力が湧く効果もあるとされる。

STEP

3 足の指を1本ずつ上下に動かす

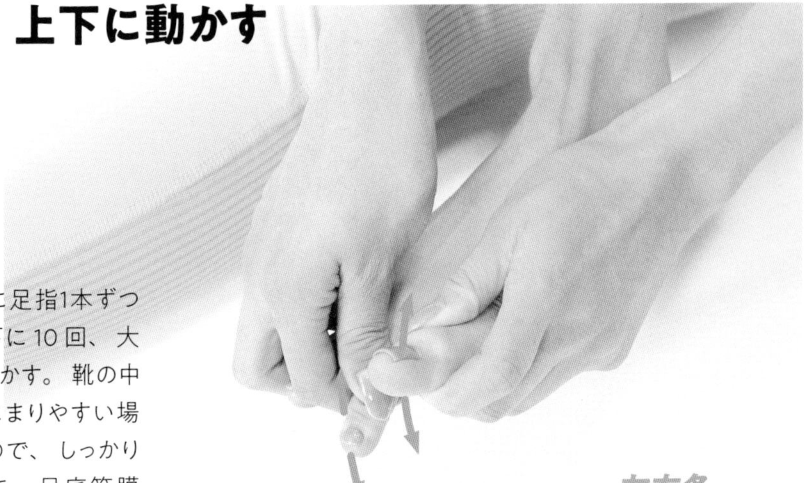

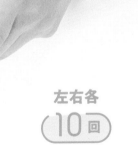

最後に足指1本ずつを上下に10回、大きく動かす。靴の中で縮こまりやすい場所なので、しっかり広げて。足底筋膜がやわらかくなる。

左右各 10回

1~3を反対側も同様に

WARM UP 2

下半身をほぐして柔軟性アップ

正座ふくらはぎ押し

もも裏とふくらはぎに自重で圧をかけていきます。こうすることで太もも、ふくらはぎ、足裏の筋膜がゆるみ、交感神経が活発になり、血流もアップ。

STEP 1

左足首の上に右足の甲をのせて正座する

後ろから見ると

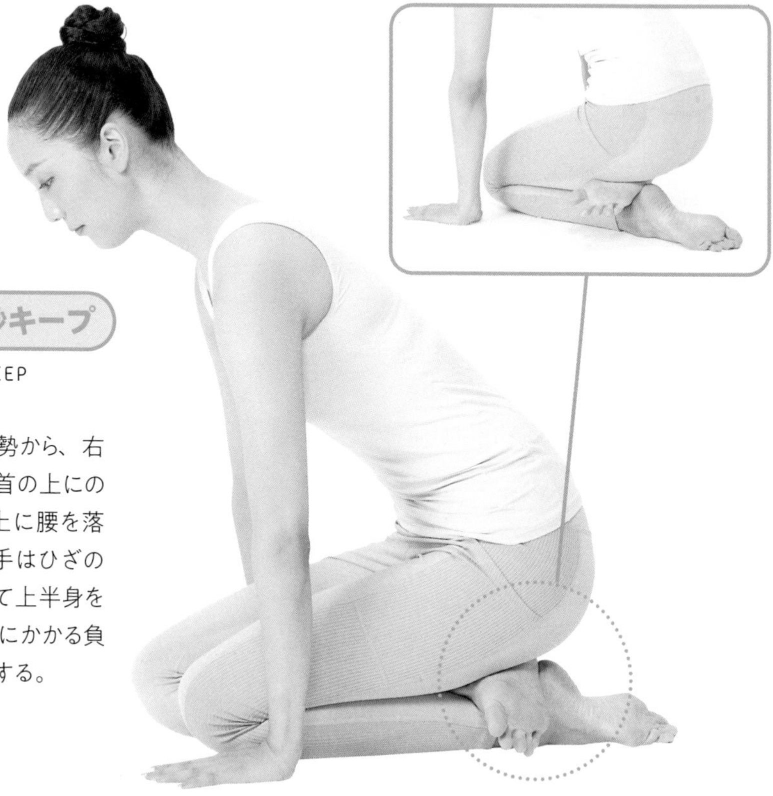

10秒キープ

KEEP

正座の姿勢から、右足を左足首の上にのせ、その上に腰を落とす。両手はひざの横について上半身を支え、足にかかる負荷を調整する。

STEP

2 左ふくらはぎの下部に右足の甲を挟んで正座

次に右足をふくらはぎの下までずらし、腰を落として圧をかける。人によってかなり刺激が強く感じるので、ムリをせず徐々に慣らしていこう。

10 秒キープ

KEEP

後ろから見ると

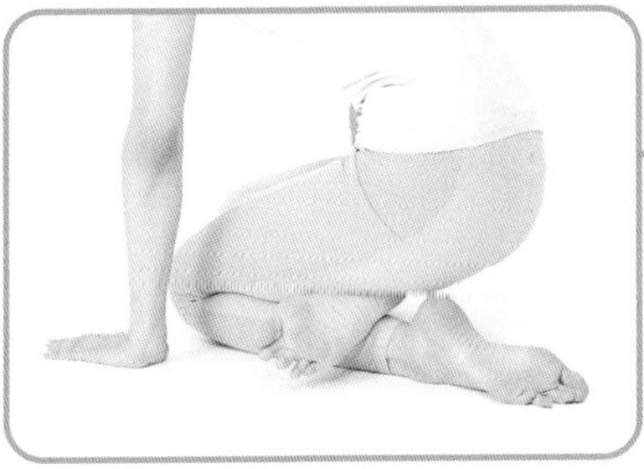

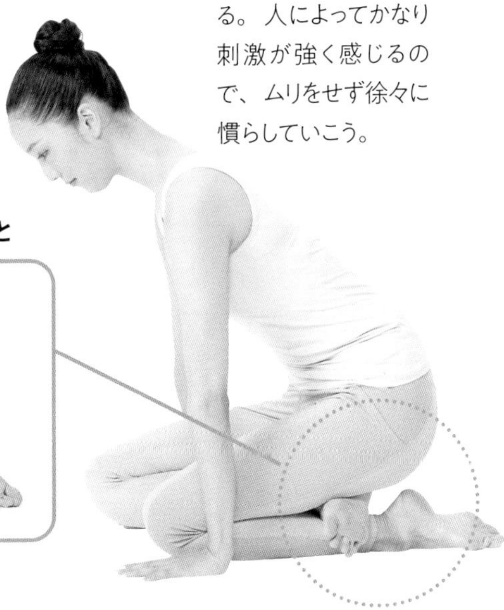

STEP

3 左ふくらはぎの上部に右足の甲を挟んで正座

最後はふくらはぎ上部、左ひざ裏に右足を挟んで腰を落とす。両手で負荷を調整して、息を吐きながら行って。

10 秒キープ

KEEP

後ろから見ると

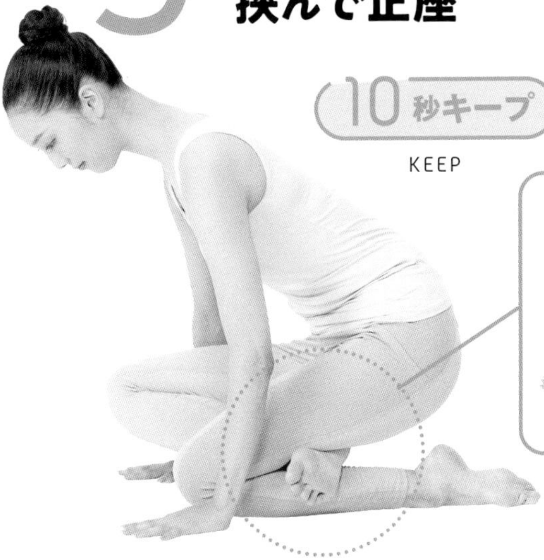

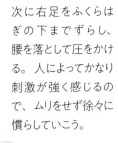

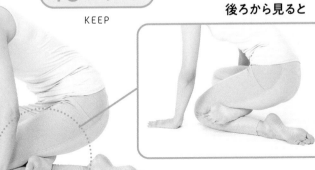

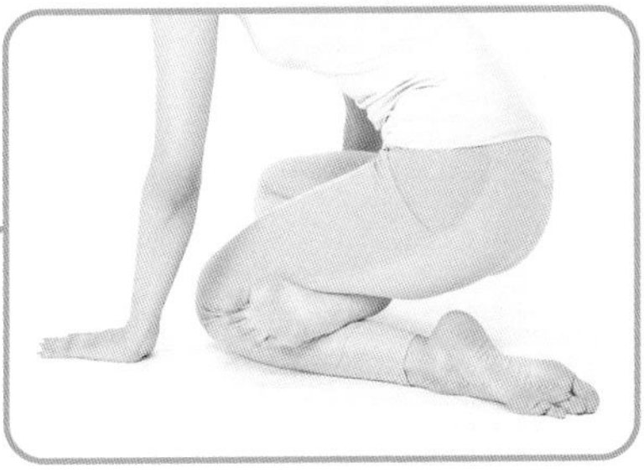

1~3を反対側も同様に

WARM UP

3

動きやすい土台をつくる

足裏伸ばし

つま先を曲げて足裏をさらに伸ばし、足底筋膜を刺激します。上半身の筋膜をゆるめる要となるのはお腹です。しっかり力を入れて引き締めて!

STEP 1

よつんばいになり足のつま先を立て、ひざを浮かす

よつんばいになり、かかと同士をくっつけてつま先を立て、ひざを浮かす。お腹に力を入れてゆるまないようにキープ。

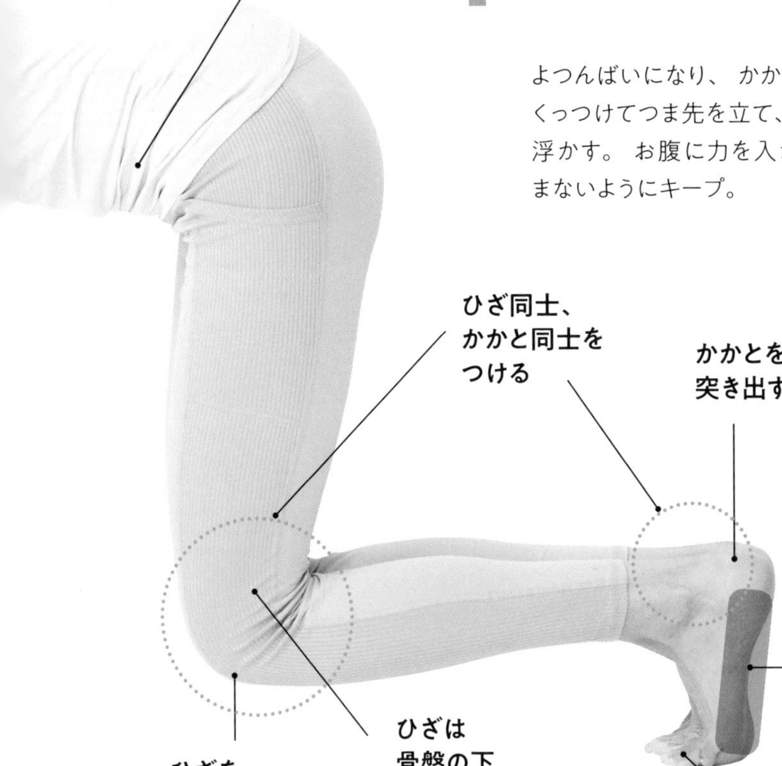
お腹を
引き締める
ひざ同士、
かかと同士を
つける
かかとを
突き出す
ここを
伸ばす
ひざは
骨盤の下
ひざを
10㎝上げる
つま先を
立てる

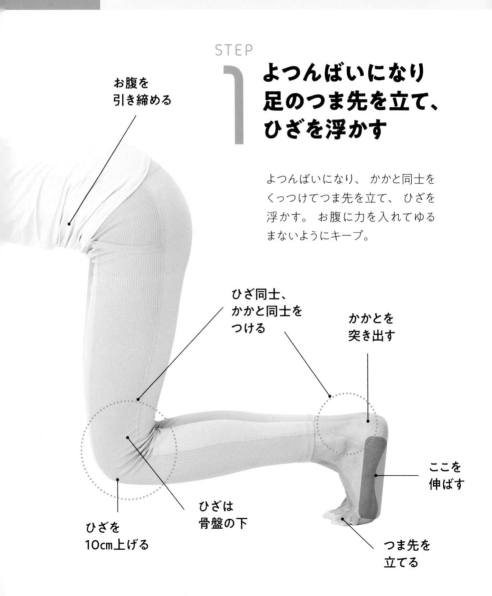

ADVANCED

もっと効かせたい人は

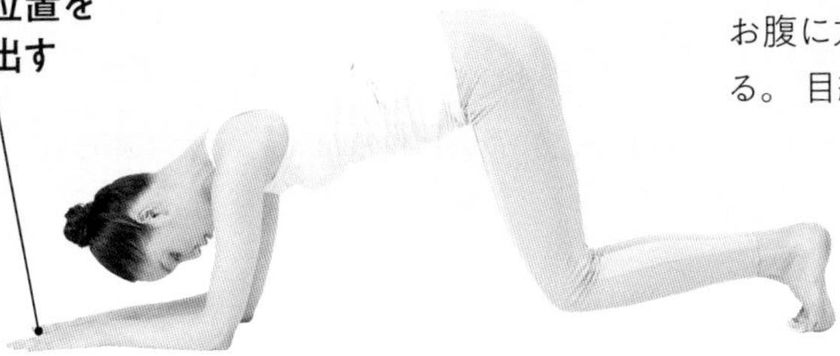
手の位置を
前に出す

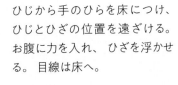

ひじから手のひらを床につけ、ひじとひざの位置を遠ざける。お腹に力を入れ、ひざを浮かせる。目線は床へ。

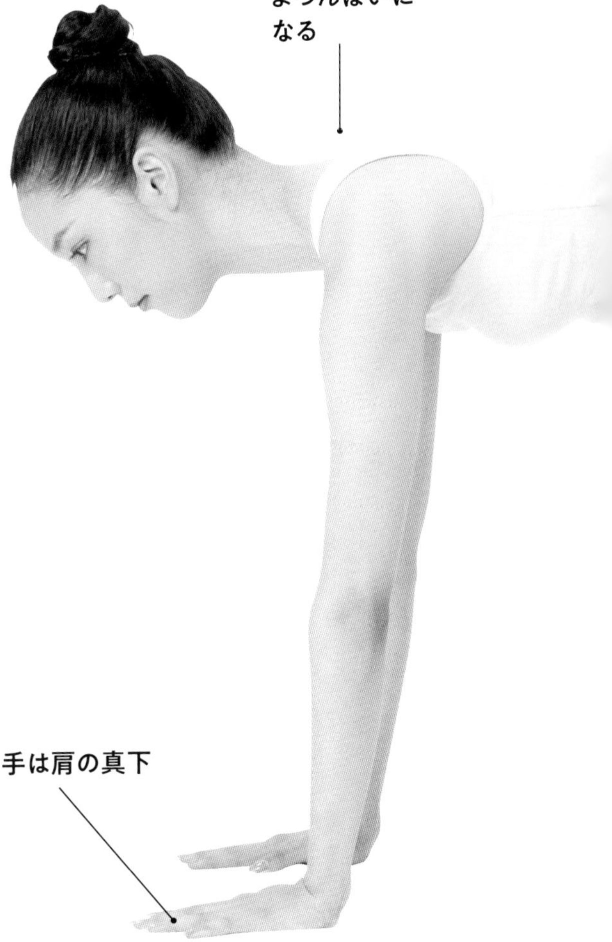
よつんばいに
なる
手は肩の真下

5-10秒
キープ
KEEP

WARM UP

4

座りっぱなしで硬くなっている人急増中

股関節伸ばし

在宅ワークなど座りっぱなしの生活が続くと固まってしまう股関節まわり。ここを伸ばすことで股関節の可動域が広がり、代謝アップが叶います。

STEP

1 右脚を大きく前に踏み出し腰を落とす

左右各 20秒

まっすぐに立ち、 右脚を大きく一歩踏み出す。 右ひざの下に右足首をおき、 左のつま先は立てる。 両手は右のひざの上に重ねる。 ここで息を深く吐く。

反対側も同様に

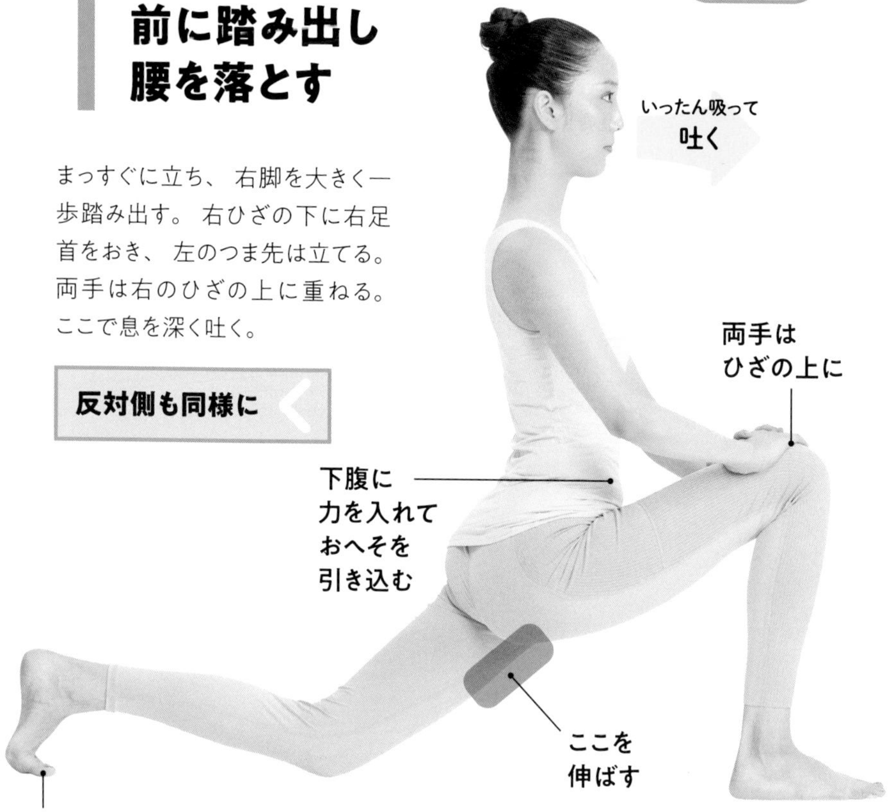
いったん吸って
吐く
両手は
ひざの上に
下腹に
力を入れて
おへそを
引き込む
ここを
伸ばす
つま先を
立てる

動ける人は筋膜刺激をプラス

足の位置はそのまま、両手を右ももの付け根におき、息を吐きながら上半身を大きく右にねじる。下半身がグラグラしないように、しっかり支えよう。

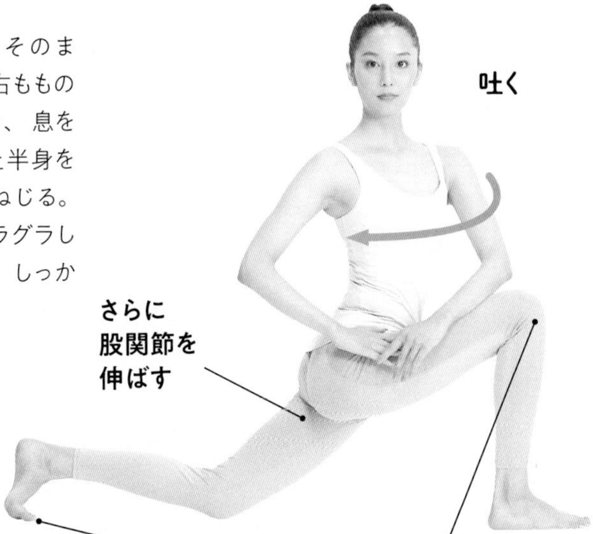
吐く
さらに
股関節を
伸ばす
ひざとつま先を
正面に向ける

左右各
20秒

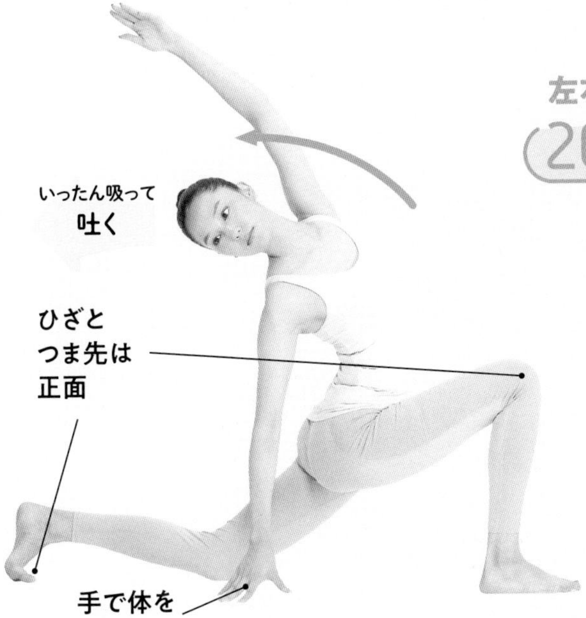
いったん吸って
吐く
ひざと
つま先は
正面
手で体を
支える

右手の指先を床につき、左手は耳の横に上げる。そのまま息を吐きながら上半身を後ろに倒す。目線は右側の床、足裏を強く伸ばし続けよう。

反対側も同様に

WARM UP

5

代謝が上がりやすい体に

もも前伸ばし

体の中で最も大きい筋肉は、ももの前側の筋肉。ここが使えるようになると血流がよくなり代謝が上がるので、しっかり伸ばして筋膜をゆるめましょう。

STEP 1

左ひざを曲げ、右脚は前に伸ばす

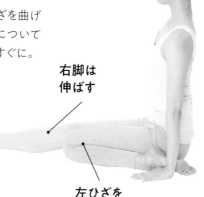

両脚を伸ばして座り左ひざを曲げる。 両手は腰の横の床について体を支え、 背すじはまっすぐに。

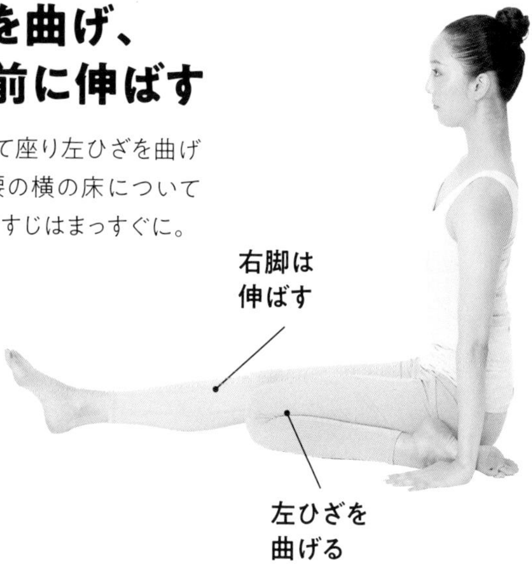

STEP 2

手を床につき、少しずつ上体を倒す

両手で体をサポートしながら、 少しずつ体を後ろに倒していく。 ひざやももに違和感を感じたらムリをしないで。

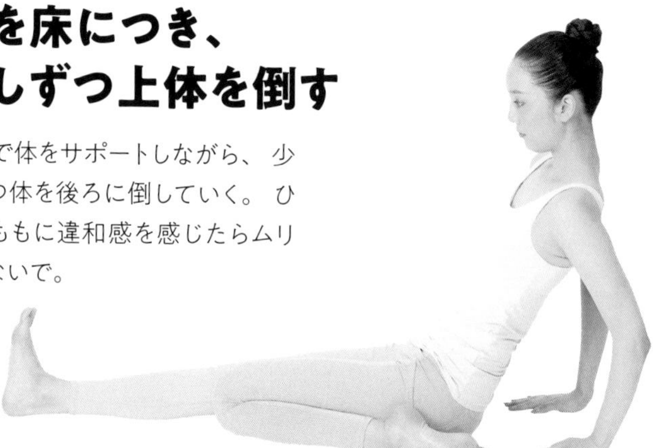

STEP

3 背中を床につけて もも前を伸ばす

背中を床にぺったりつけて息を吐き、左ももの前側を伸ばす。両手は体の横に伸ばす。なるべく腰とひざが浮かないように床へ近づけて。

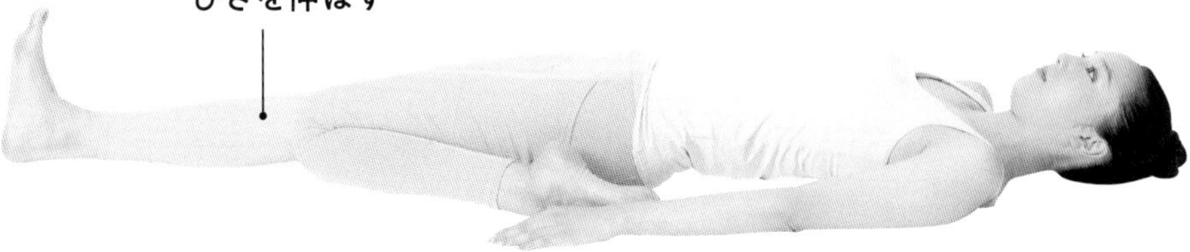

左右各 10 秒キープ

KEEP

反対側も同様に

EASY

筋膜超カチコチさんは

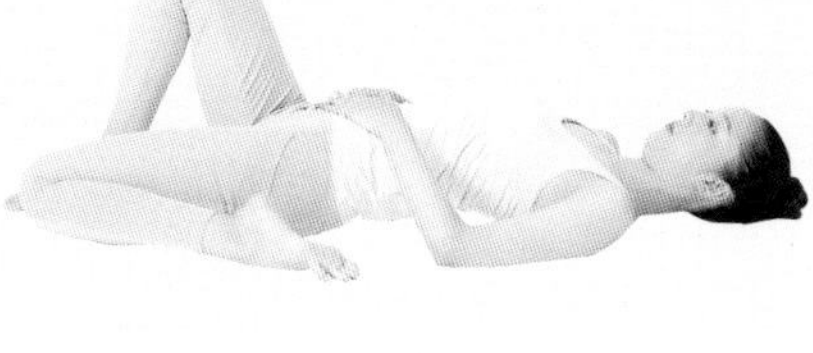

ひざが浮いてしまう人は反対のひざを曲げても OK。

WARM UP 6

首から腰まで広くゆるむ

上半身の筋膜ほぐし

下半身の筋膜がゆるんだら、次は上半身の筋膜をゆるめて動きをよくしていきましょう。お腹に力を入れて体を支えながら、大きく伸ばしていきます。

STEP 1

あぐらをかいて座る

床にあぐらで座る。 かかとの位置は楽な場所でOK。 骨盤を立て、 腰をまっすぐ伸ばす。 両手はひざの上におく。

背すじを伸ばす

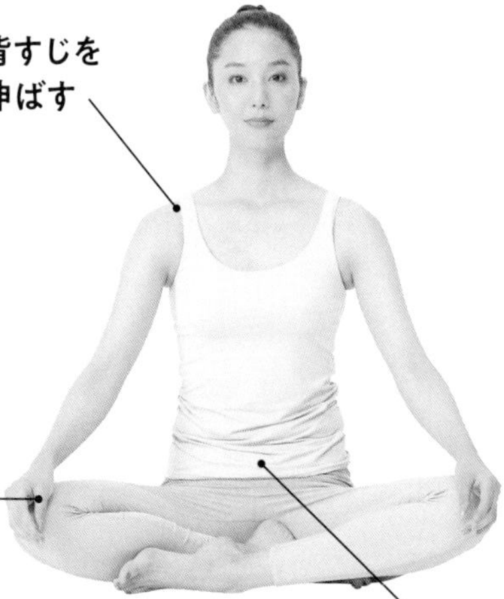

両手はひざの上へ

下腹に力を入れる

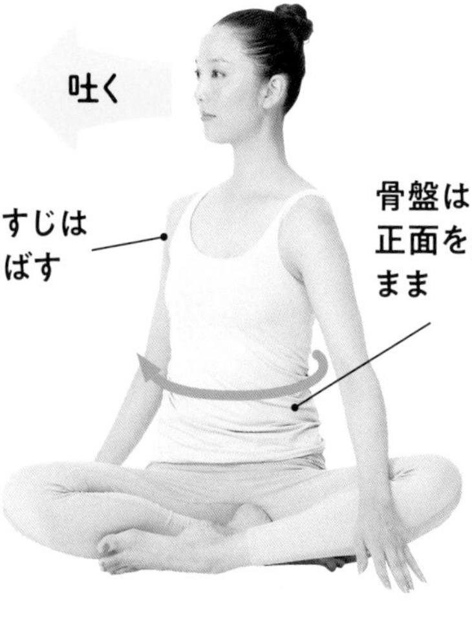

背すじは伸ばす

骨盤は正面を向いたまま

STEP 2

上体を右にねじる

脚はそのまま、 両手の指先は床におき、 おへそを内側に引き込むようにしながら、 息を吐いて上体を右にねじる。 背すじを伸ばしたまま、 背中が丸まらないように。

STEP

3 上体を横に倒す

右手のひらを床につき、 左手は耳の横に上げ、上体を右に倒す。息を吐きながら行う。

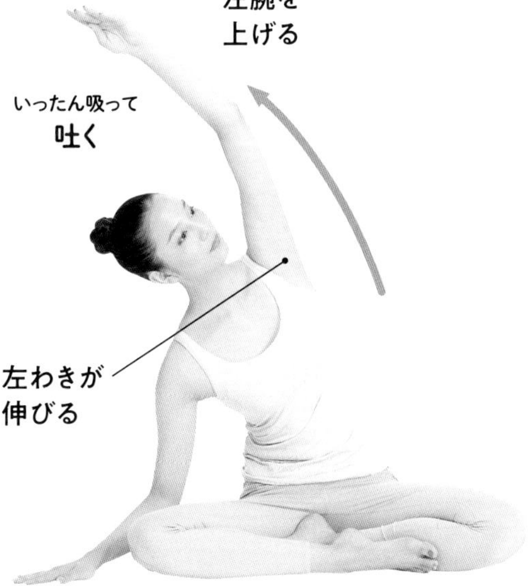

左腕を上げる
いったん吸って吐く
左わきが伸びる
右手は床について体を支える

STEP

4 上体を斜め前に倒す

息を吐きながらできるところまで体を斜め前に倒す。 両腕は伸ばして手のひらを床へ、 頭の力も抜いて首の後ろを伸ばして。

左右各
20秒キープ
KEEP

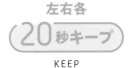

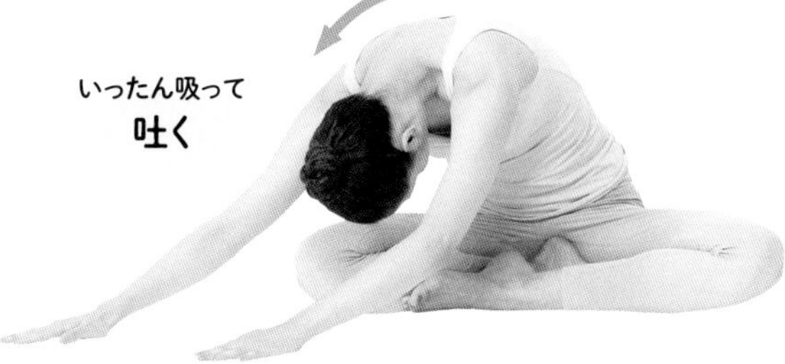

いったん吸って吐く

反対側も同様に

WARM UP 7

ゆがみが整い、筋肉への負荷が軽くなる

腰ねじり

大きく体をねじって、全身の筋膜をやさしく伸ばします。筋肉が気持ちよくストレッチされるので、クールダウンにもおすすめです。

STEP 1 あお向けから右脚を反対側に倒す

あお向けになり、足を腰幅に開く。右ひざを曲げて体の左側へ倒す。左手で軽く右ひざを押して床に近づける。右手は体側の床に置き、顔は左へ向ける。

右脚のひざを曲げて左側に倒す

FASCIA 筋膜刺激

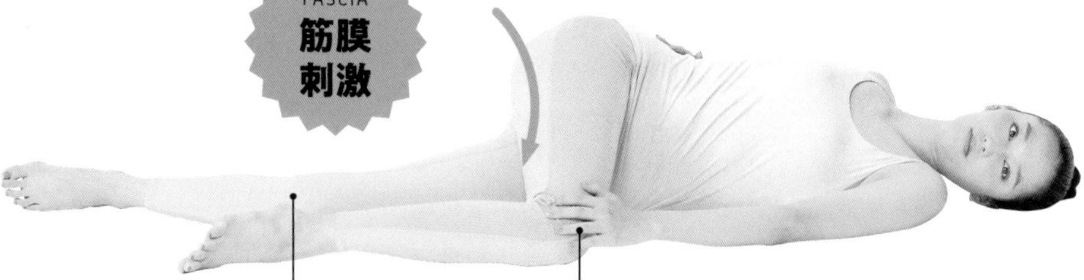

左脚は伸ばす

左手で右ひざをおさえる

STEP

左右各

20秒キープ

KEEP

2 首を反対側に向ける

FASCIA

筋膜刺激

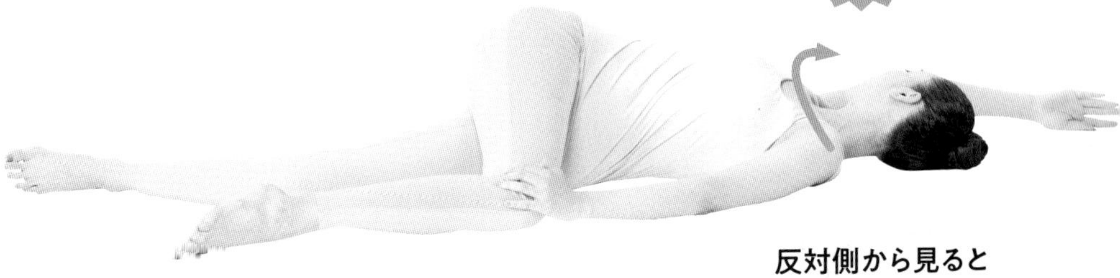

反対側から見ると

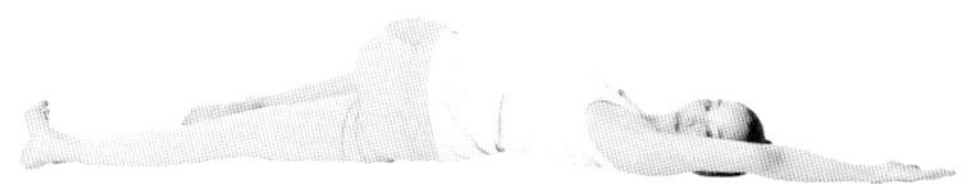

曲げた脚と反対側へ、首、肩、胸の順で体をゆっくりねじっていく。右手は床をつたって肩より高く上げ、できる人は頭上に伸ばすとさらにねじりが深まる。

反対側も同様に

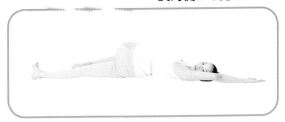

運動後は副交感神経を上げる脱力のポーズを

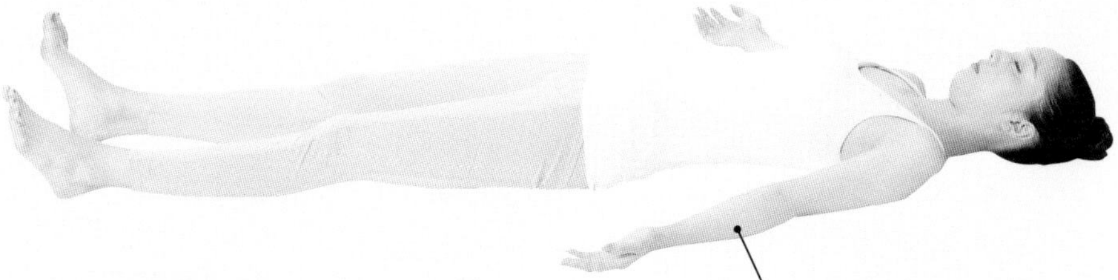

手足を投げ出して
あお向けになる

足は腰幅に広げ、腕は体の横の楽な位置に手のひらを上にしておく。軽く目をつぶって脱力し、ゆったり呼吸をくり返す。

自律神経
即効刺激

COLUMN

いつでもどこでもできる!

耳ねじりで血流UP

耳にはたくさんのツボがあります。刺激することで、自律神経を整え、不調を改善することも可能に。手軽にできるので、試してみてください。

耳ねじりで自律神経も元気に!

ここまで筋膜を刺激する全身運動を紹介してきましたが、実は耳を刺激しても同じような効果を得ることが可能です。耳はご存知の通り、ツボが集中しているところですが、耳介軟骨《じかいなんこつ》筋膜、側頭《そくとう》筋膜、後頭《こうとう》下《か》筋膜など、さまざまな筋膜が集まっている所でもあります。そのため、体と同じように引っ張ったりねじったりすることで自律神経が刺激され、運動と同じような効果を得ることができるのです。

どこでも簡単に行うことができるので、実はボランティアで東日本大震災の被災地に出向いたとき、この「耳ねじり」をご紹介したことがありました。一通りの動きを行うと、1時間経っても耳はもちろん、体が温かかったという声も聞かれたぐらい効果は抜群。顔や首など、どこの皮膚が伸びているかも感じながら行いましょう。

耳は筋膜の集合場所

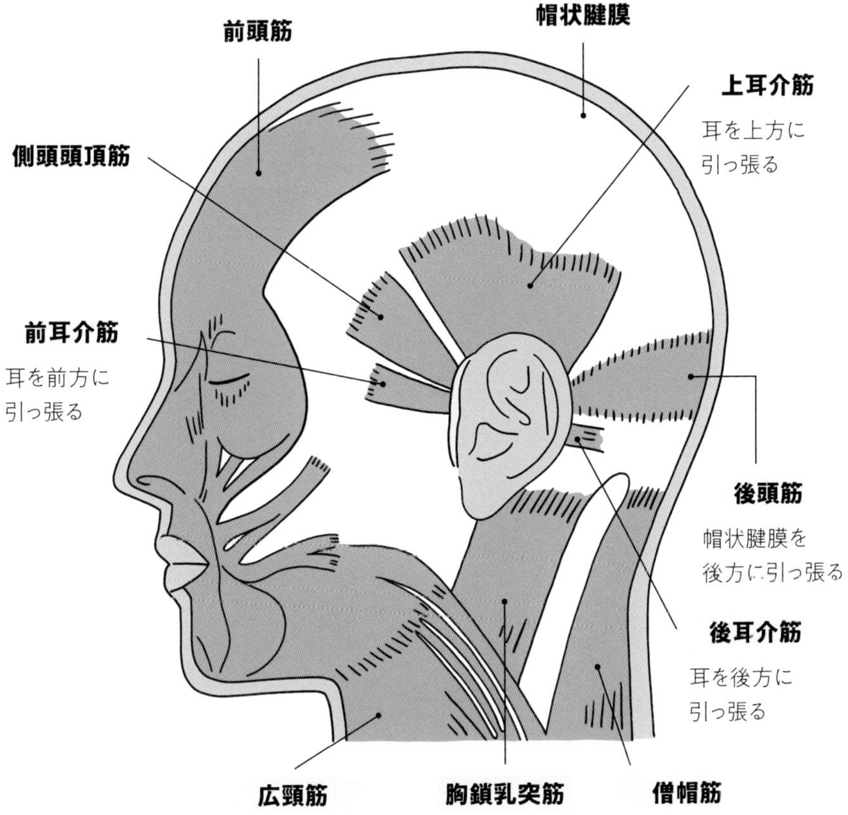
前頭筋
帽状腱膜
上耳介筋
耳を上方に
引っ張る
側頭頭頂筋
前耳介筋
耳を前方に
引っ張る
後頭筋
帽状腱膜を
後方に引っ張る
後耳介筋
耳を後方に
引っ張る
広頸筋
胸鎖乳突筋
僧帽筋

耳の周囲にはたくさんの筋肉とそれを包む筋膜が集合しています。そのため、耳をねじって引っ張ると耳まわりの筋膜がやわらかくなり自律神経を整えるサポートに。さらに顔の血流がよくなって、むくみの改善や肌の色ツヤもアップ。

COLUMN

やって
みよう！

手足がポカポカ温まる

耳上部ねじり

筋プリ体操の、ねじる、横に倒す、前後に倒すの動きを耳で行います。
耳の上部・中部・下部の3か所をそれぞれ指でつまんでやってみましょう。

STEP 1

耳の上部をつまんで準備

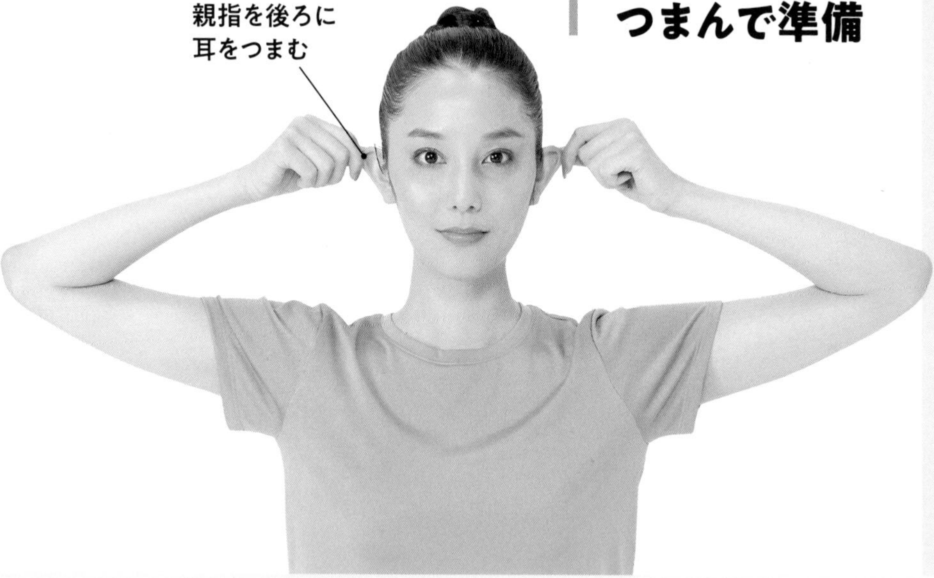

まずは耳の上部を親指を後ろ、人さし指が前にくるようにつまむ。姿勢を正し、両ひじは横にピンと張って。

STEP
2 前から後ろにねじる

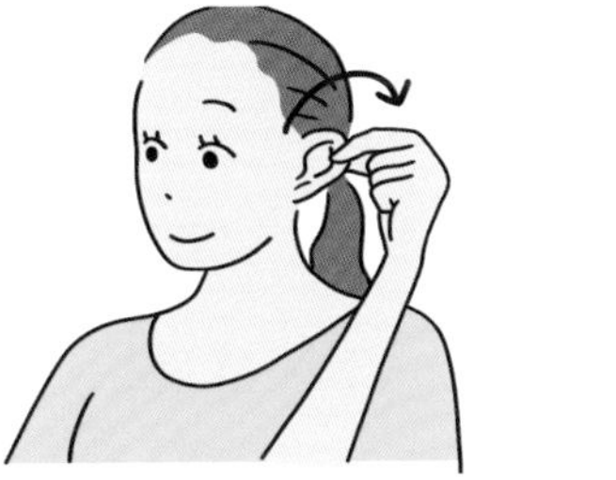

手のひらを返すように、 耳の上部を上へ向けてねじる。 両ひじは前へ。

STEP
3 外に引っ張る

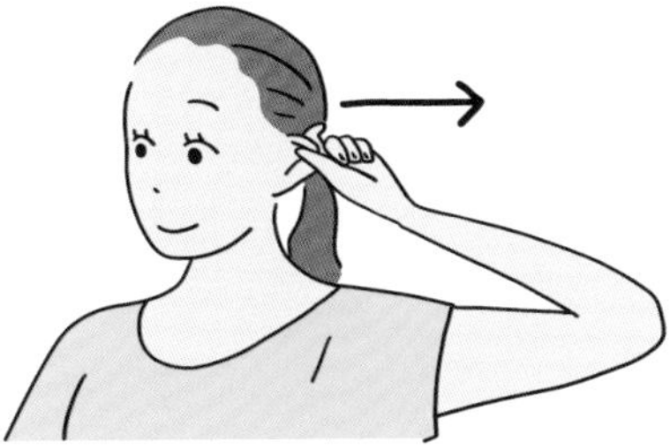

耳を外へ引っ張る。 両ひじを外へ広げるように動かしてみよう。

STEP
4 ひじを広げて後ろへ引っ張る

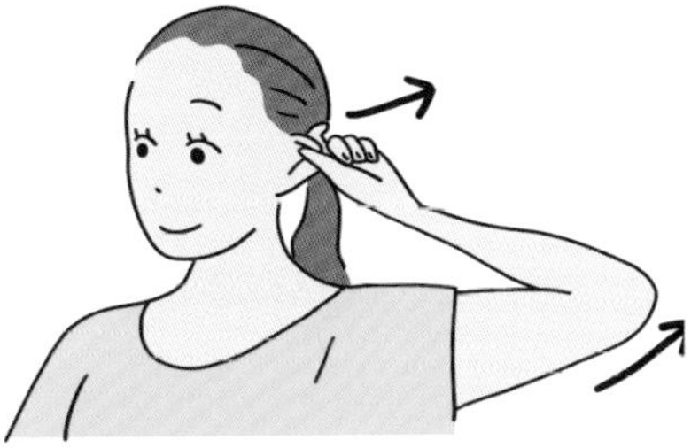

そのままひじを後ろへ引いて耳を引っ張る。 刺激が変わるのを感じて。

STEP
5 下へ引っ張る

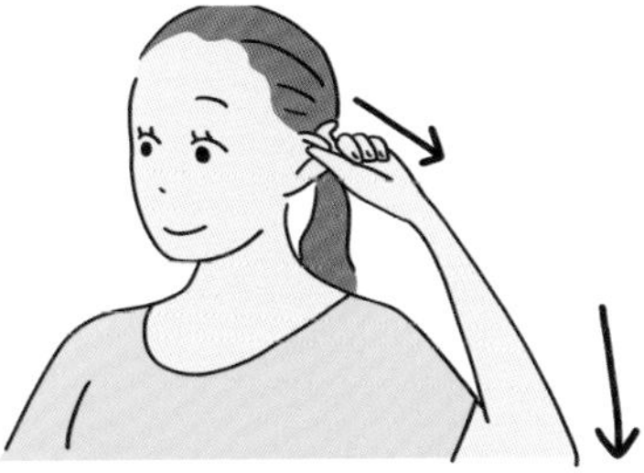

そのまま両ひじを下に下げ、 耳を下に引っ張る。 2～5は呼吸しながら行う。

2～5を5回

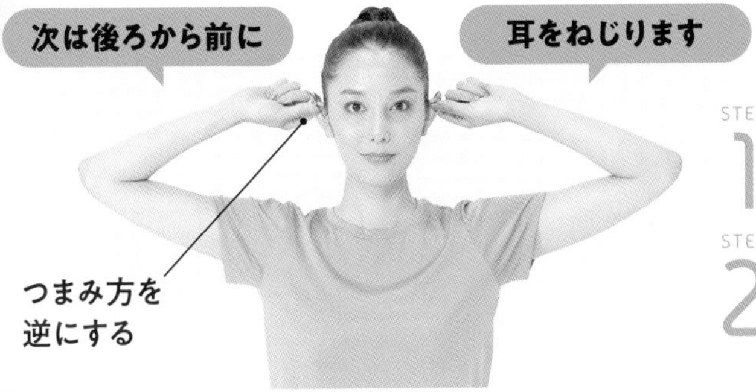
次は後ろから前に
耳をねじります
つまみ方を
逆にする

STEP
1 **親指を前にして耳をつまむ**

STEP
2 **後ろから前にねじる**

STEP 3・STEP 4・STEP 5 **は同様に**

体幹の深部を温める
耳真ん中ねじり

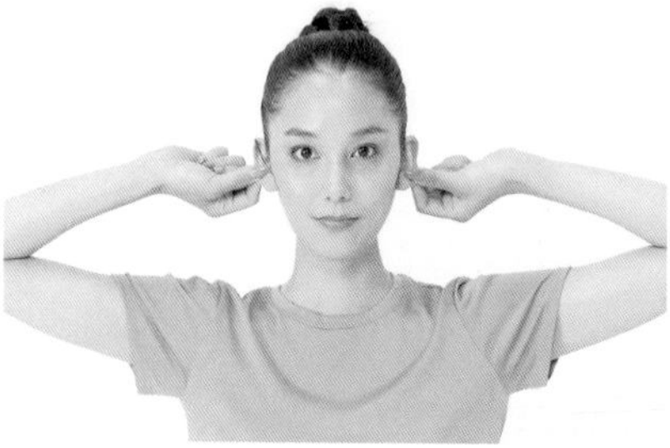

耳のまん中を親指を前にして耳を持つ

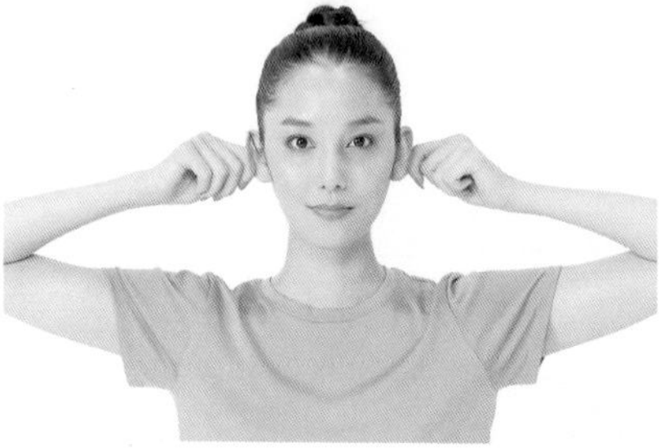

耳のまん中を親指を後ろにして耳を持つ

2~5の動きをP65と同様に行う

下半身の冷え防止に効く
耳下部ねじり

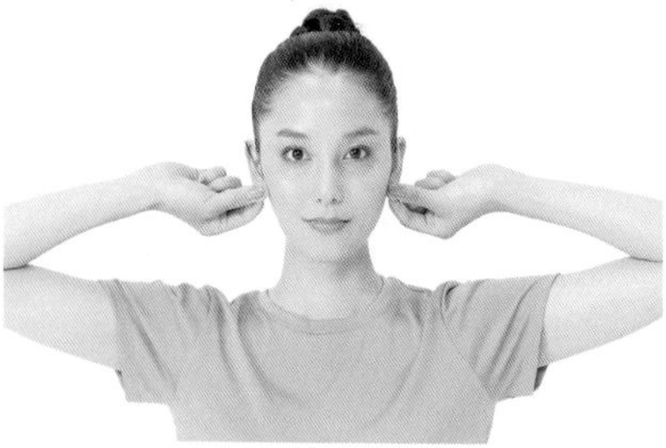

耳たぶを親指を前にして耳を持つ

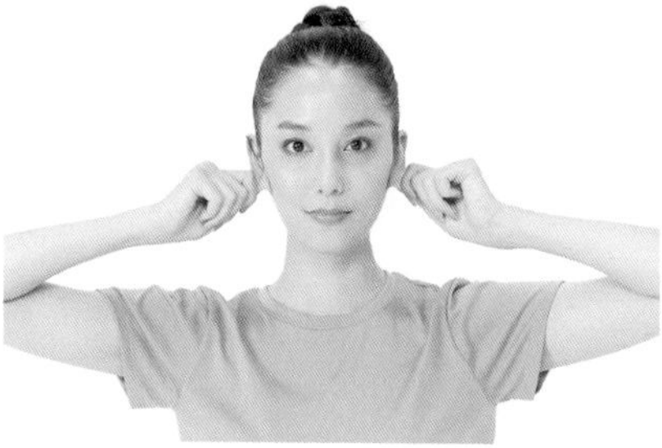

耳たぶを親指を後ろにして耳を持つ

2~5の動きをP65と同様に行う

CHAPTER

4

オフィスで、自宅で、すき間時間にできる

イスの筋膜プリプリ体操

しっかり運動する時間がない、床に座れるスペースがない、
仕事の合間にリフレッシュしたい……
そんなときはイスに座ったままでできる
筋プリ体操を試してみましょう!

イスに座ってねじるだけで筋膜が伸びてプリプリに！
在宅ワーク中でも手軽にできる

イスで運動を行う利点は、やはり手軽にできること。仕事中や短い休憩時間にも肩や腰が疲れた……というときにすぐに始められ、気になったら即筋膜や筋肉を伸ばすことができます。また、イスに座ると下半身が安定するという利点も。両足をしっかり床につけるようにすると、骨盤を立てることができるので、土台を安定させて動くことができるのもよい点です。

どんなイスを使ってもかまいませんが、キャスターがついているものは固定させ、足が床をしっかり踏めることを確認し、体を動かしても安全な状態で行ってください。

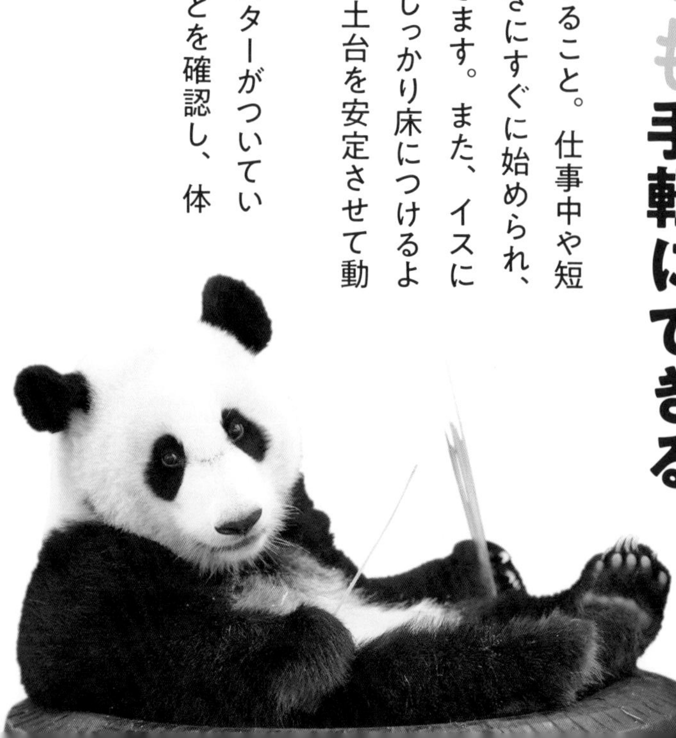

ATTENTION

注意点

車輪のついていないイスを使う。
または車輪をロックする

イスは低すぎず、
高すぎず、ひざの高さ
前後のものを使う

座面は平らなものが
ベター

背もたれは
あってもなくてもOK

GOOD PRACTICE

イスで行うといいこと

1

手軽に
仕事中でもできる

2

下半身が
安定するので、
効かせたいところを
きちんと狙える

3

いつでもやりたい
ときにできる

LESSON 1

頭と首の境目を刺激して、目、頭すっきり

考える人のねじり

上半身にある筋膜刺激エリア、頭と首の境目に頭の重みで圧をかけます。
上半身の交感神経が優位になり、目の疲れはもちろん、鼻づまりもすっきり！

STEP 1 脚を組んで背すじを伸ばす

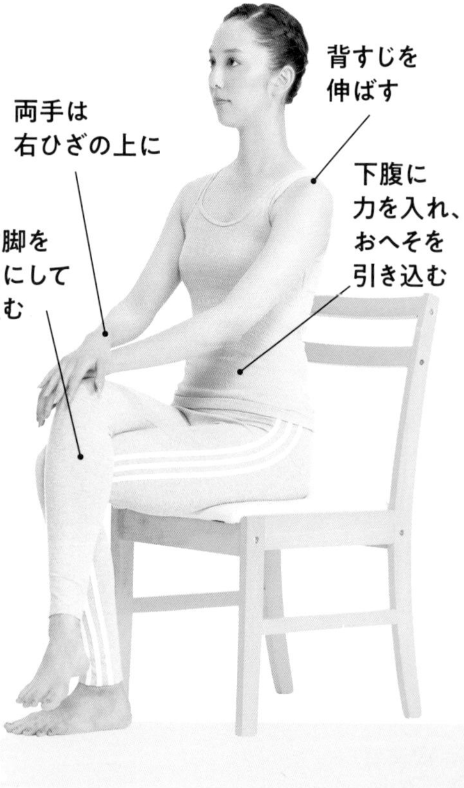
背すじを
伸ばす
両手は
右ひざの上に
下腹に
力を入れ、
おへそを
引き込む
右脚を
上にして
組む

STEP 2 右に上体をねじる

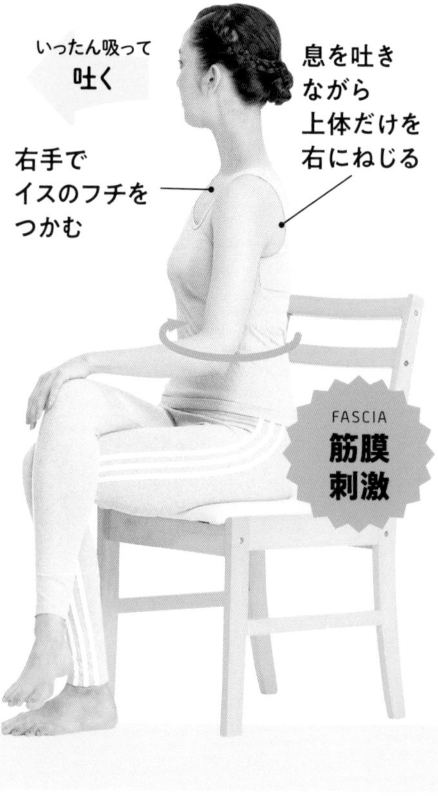
いったん吸って
吐く
息を吐き
ながら
上体だけを
右にねじる
右手で
イスのフチを
つかむ
FASCIA
筋膜
刺激

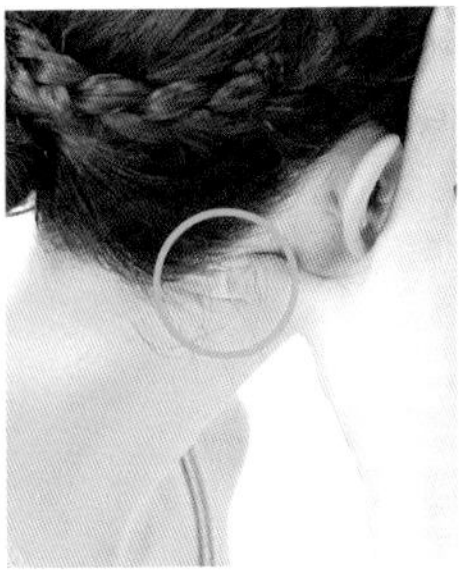

ADVANCED

指をあてるのは ココ

耳を包むように親指を首の後ろの生えぎわに、その他の指をこめかみの位置におき、頭の重さを使って刺激を。

STEP 3

上体を左に倒し、左手の親指を首の後ろの生えぎわにあてる

上体を左に倒す
いったん吸って
吐く
左ひじと右ひざをつけ、深くねじる
親指に頭をのせる

STEP 4

そのまま頭を後ろに反る

KEEP

20秒キープ

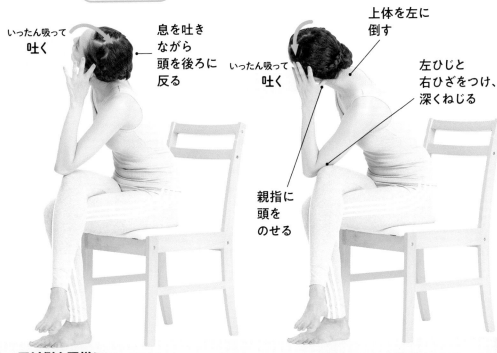

いったん吸って
吐く
息を吐きながら頭を後ろに反る

反対側も同様に

LESSON 2

座りっぱなしの腰疲れを解消
イスのキャット&カウ

在宅ワークなどで座りっぱなしの生活が続いている人におすすめの運動。シンプルな動きですが、リンパの循環がよくなり、腰痛も和らぎます。

STEP 1 下腹に力を入れて座る

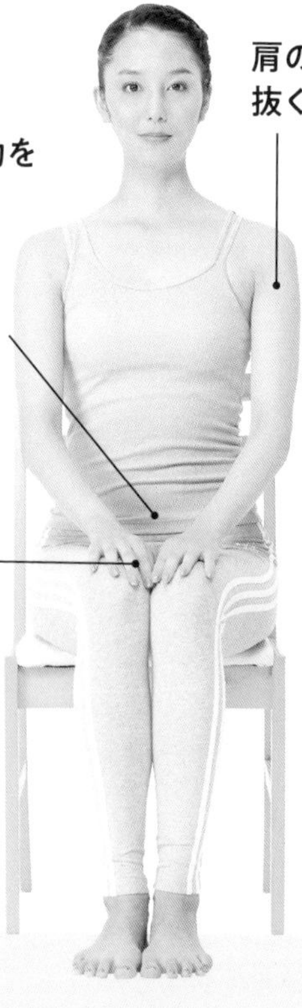
肩の力を抜く
下腹に力を入れておへそを内側へ引き込む
両手はひざの上

STEP 2 上体を右にねじる

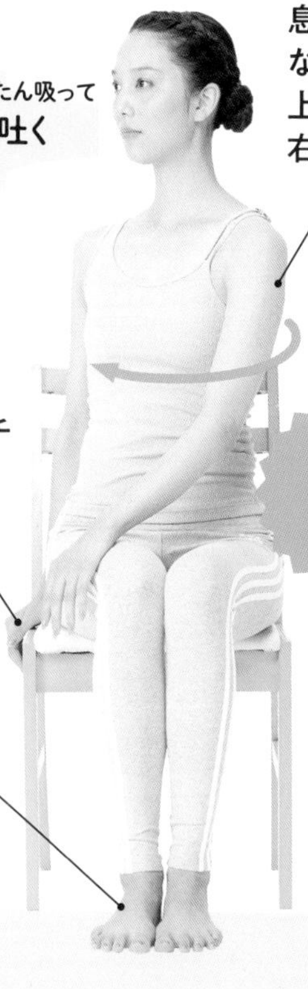
いったん吸って
吐く
息を吐きながら上体を右へねじる
右手はイスのフチをつかむ
両足でしっかり床を踏む

FASCIA
筋膜刺激

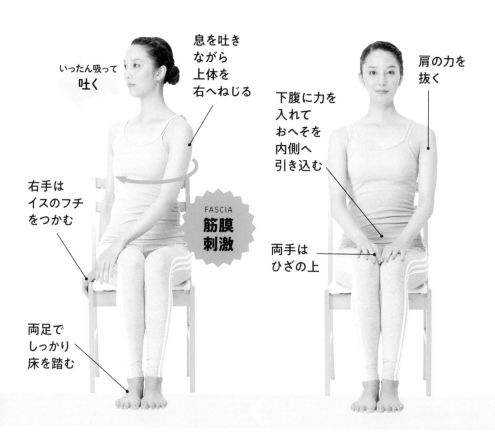

STEP 3

上体を右に倒す

FASCIA
筋膜刺激

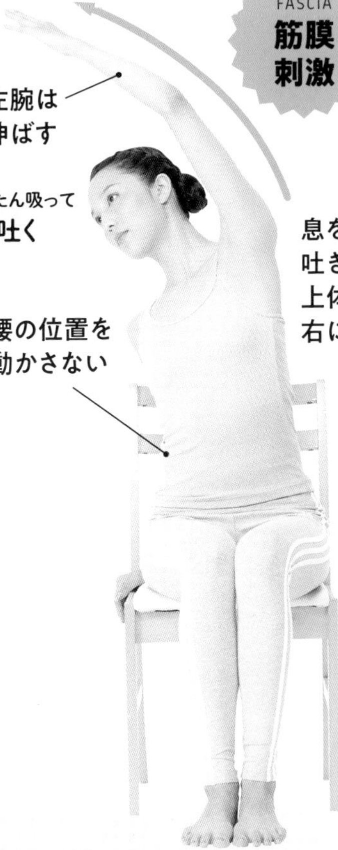

左腕は伸ばす

いったん吸って
吐く

息を吐きながら上体を右に倒す

腰の位置を動かさない

STEP 4

そのまま上体を後ろに倒す

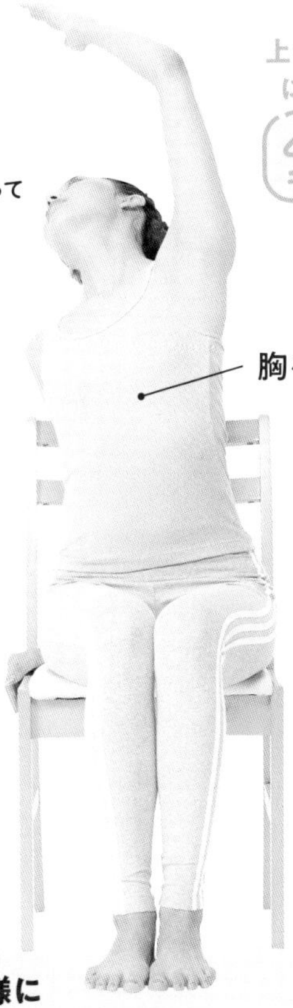

上体を後ろに倒して
20秒キープ
KEEP

いったん吸って
吐く

胸を開く

反対側も同様に

ADVANCED
もっとできる人は

STEP 5

上体を前に倒し腰を伸ばす

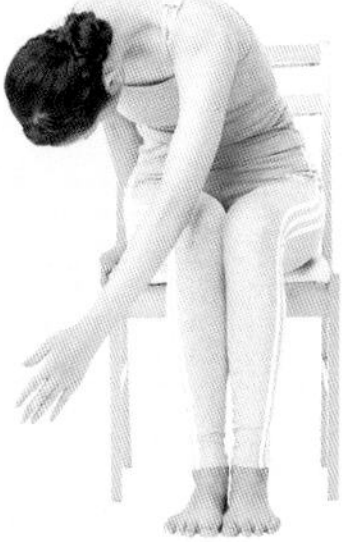

上体を前に倒して
20秒キープ
KEEP

LESSON
3

脚のむくみや背中のこり予防に
大またわき伸ばし

股関節まわりの筋膜を刺激し、脚のむくみや腰痛を解消。
両脚をしっかり開いて安定させ、上半身を大きく動かしていきましょう。

STEP
1 脚を開いて下腹に力を入れる

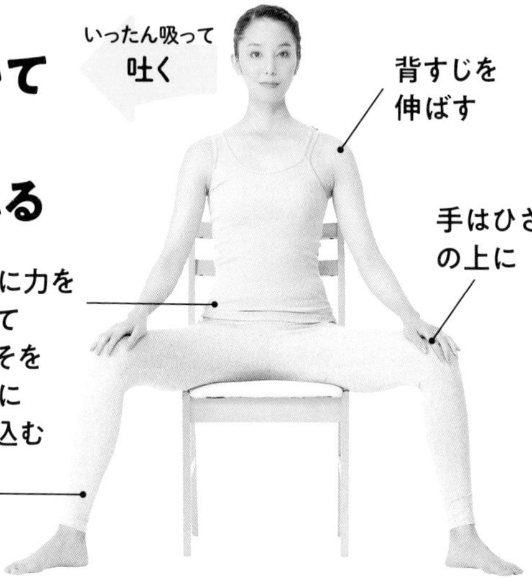
いったん吸って
吐く
背すじを
伸ばす
手はひざ
の上に
下腹に力を
入れて
おへそを
内側に
引き込む
脚を大きく
開く

STEP
2 上体を右にねじる

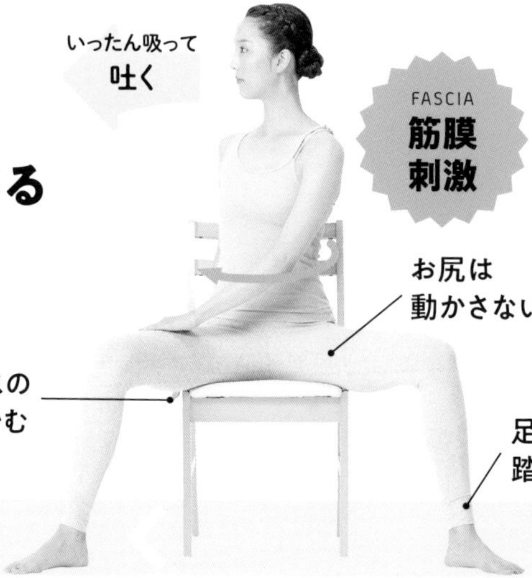
いったん吸って
吐く
FASCIA
筋膜
刺激
お尻は
動かさない
右手でイスの
フチをつかむ
足で床を
踏む

FASCIA
筋膜刺激

STEP 3
上体を右に倒す

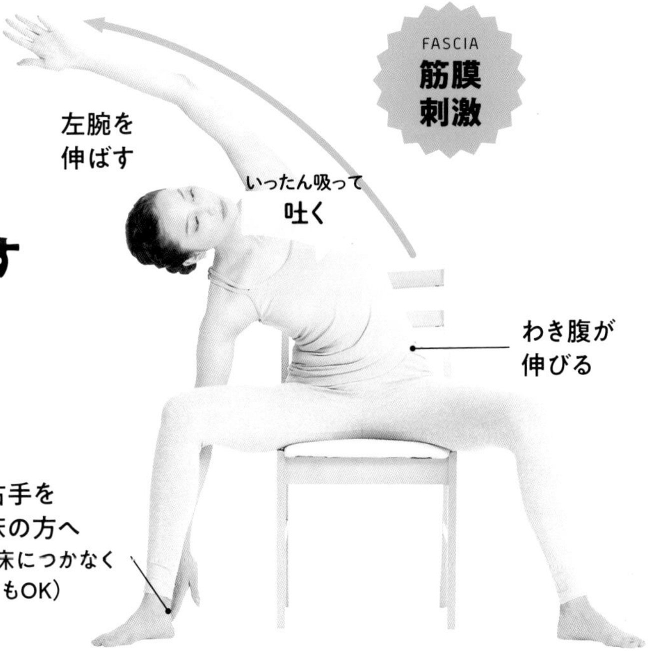
左腕を伸ばす
いったん吸って吐く
わき腹が伸びる
右手を床の方へ（床につかなくてもOK）

STEP 4
上体を後ろに倒したあと前に倒す

後ろに倒して
20秒キープ
KEEP

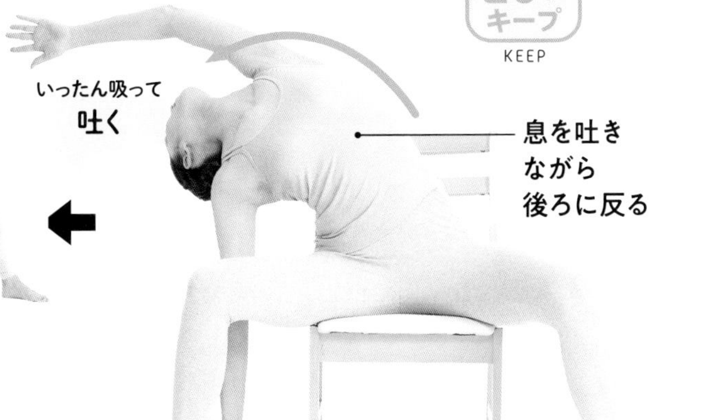
いったん吸って吐く
息を吐きながら後ろに反る

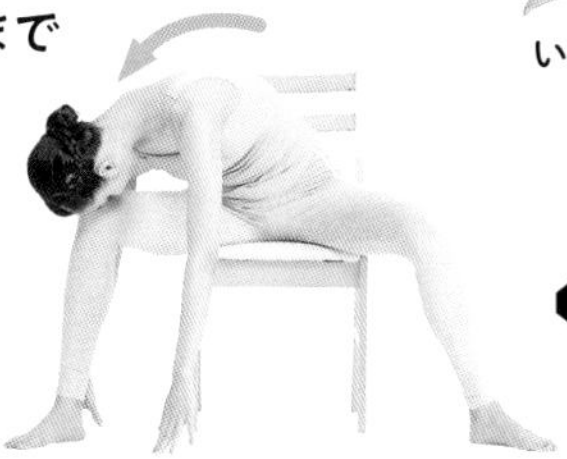
倒せるところまで前に倒す

前に倒して
20秒キープ
KEEP

反対側も同様に

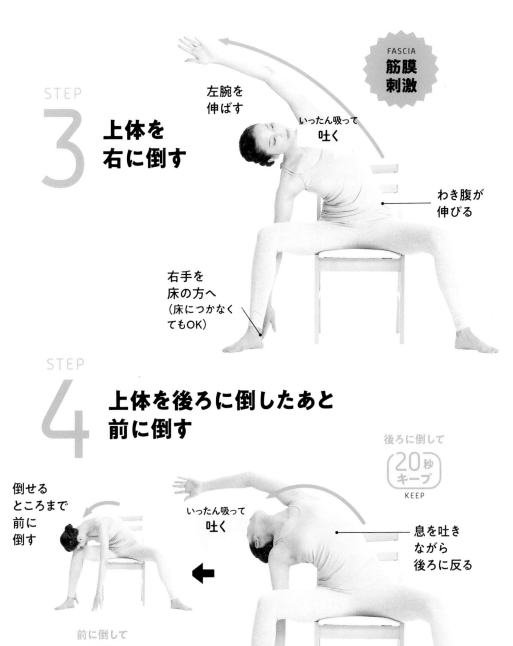

LESSON 4

肩こり、腕の疲れに
両手上げねじり

肩から腕の筋膜をほぐします。両手を上げて背すじを伸ばしたら、上体をねじり、側屈、前後屈を。背骨に沿って走る自律神経が刺激されます。

STEP 1 両腕を上げる

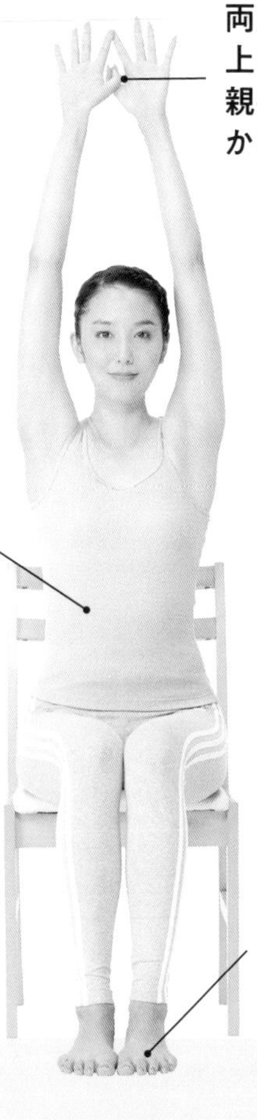

両腕を上げて親指をからめる

下腹に力を入れる

両足を床につける

STEP 2 上体を右にねじる

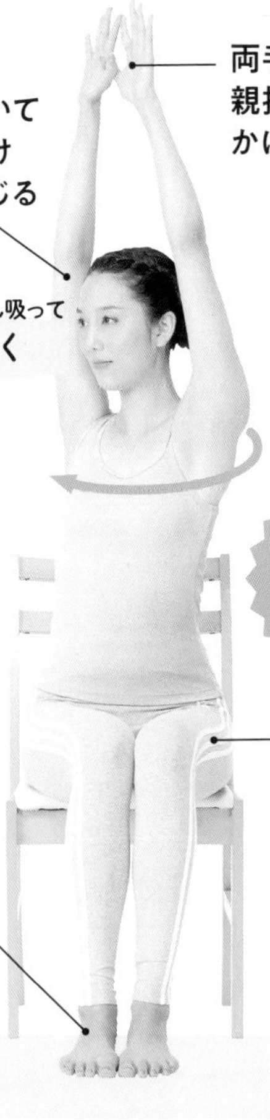

両手の親指はかけたまま

息を吐いて上体だけ右にねじる

いったん吸って吐く

FASCIA 筋膜刺激

お尻は浮かせない

両足でしっかり床を踏む

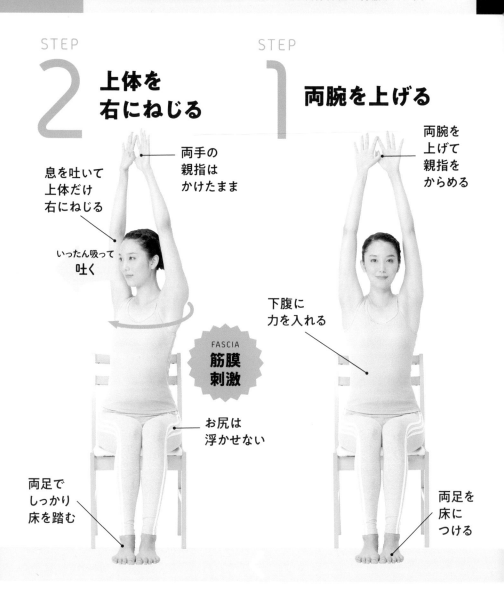

STEP 3 上体を右に倒す

FASCIA
筋膜刺激

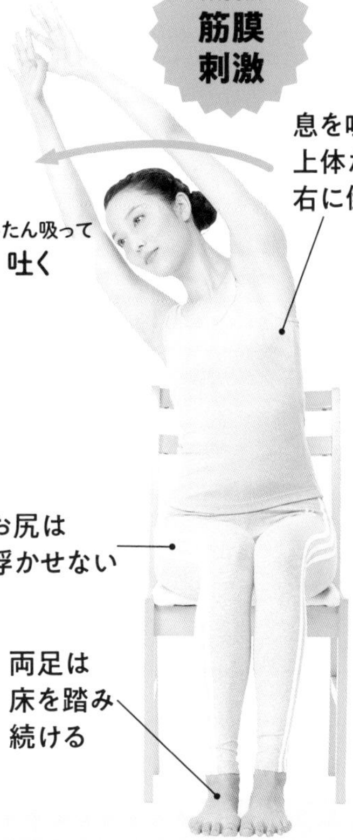

いったん吸って
吐く

息を吐いて
上体だけ
右に倒す

お尻は
浮かせない

両足は
床を踏み
続ける

STEP 4 そのまま上体を後ろに倒す

FASCIA
筋膜刺激

上体を後ろに倒して
20秒キープ
KEEP

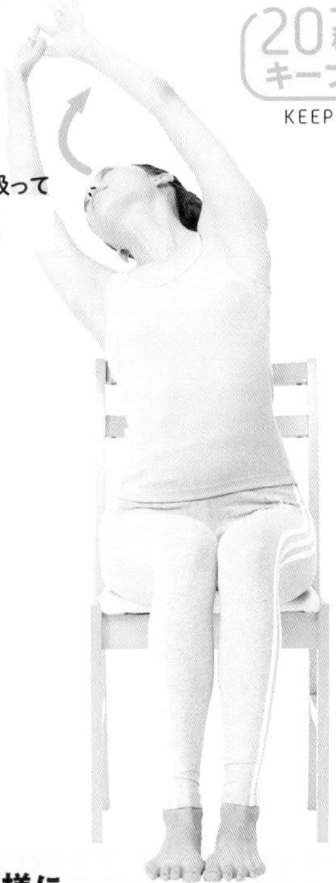

いったん吸って
吐く

反対側も同様に

ADVANCED
もっとできる人は

STEP 5 上体を前に倒す

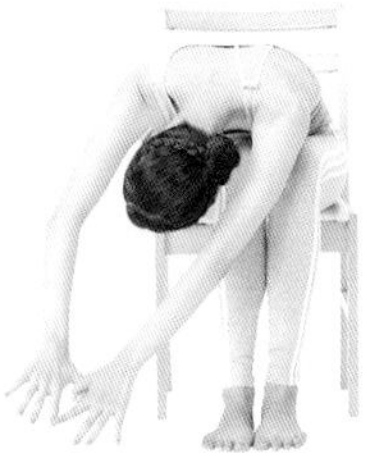

上体を前に倒して
20秒キープ
KEEP

LESSON
5

大きな筋肉にアプローチして冷え解消
股関節伸ばしねじり

P74で紹介した動きのアレンジ。複雑な刺激で上半身と下半身の筋膜を一気にゆるめるので、冷えの解消に効果的。手足がぽかぽか温かく！

STEP
1

イスの角に座り脚を前後に開く

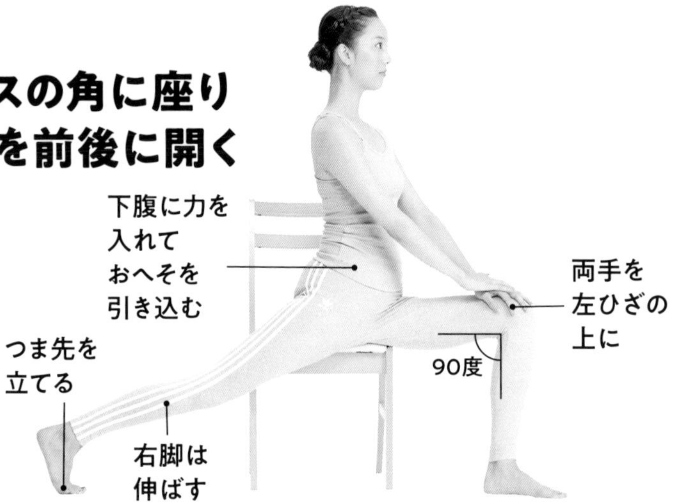
下腹に力を入れておへそを引き込む
両手を左ひざの上に
90度
つま先を立てる
右脚は伸ばす

STEP
2

上体を右にねじる

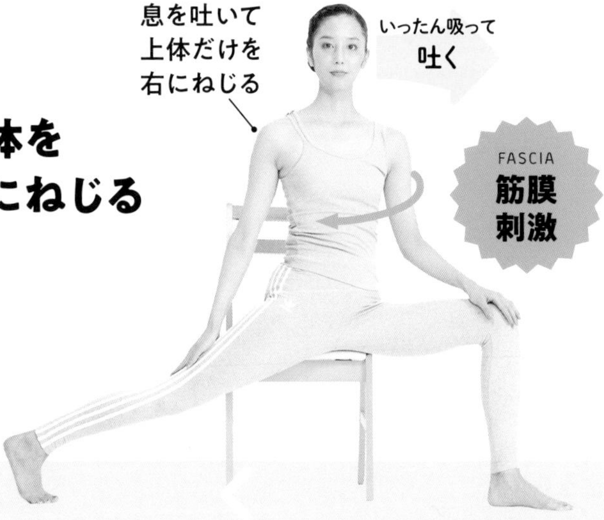
息を吐いて上体だけを右にねじる
いったん吸って
吐く
FASCIA
筋膜刺激

STEP

3 右腕を上げて上体を左に倒す

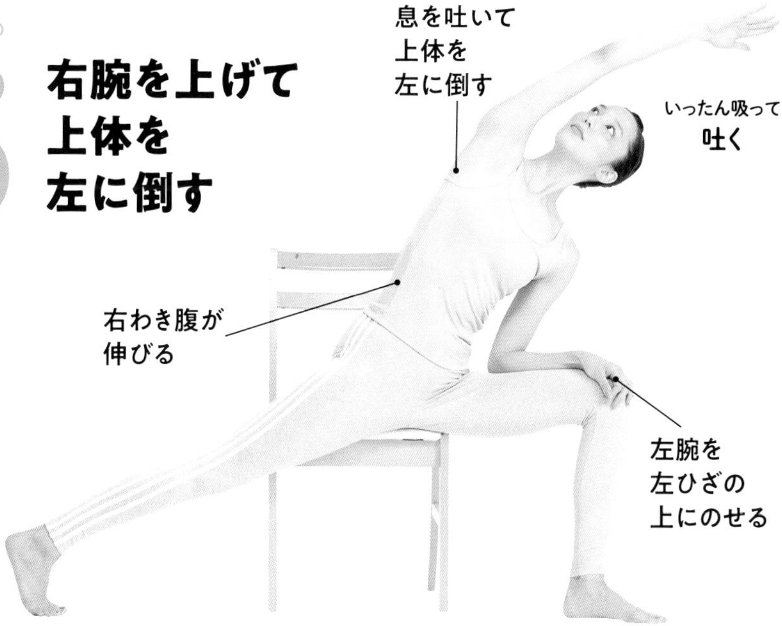

息を吐いて
上体を
左に倒す
いったん吸って
吐く
右わき腹が
伸びる
左腕を
左ひざの
上にのせる

STEP

4 後ろに上体を倒す

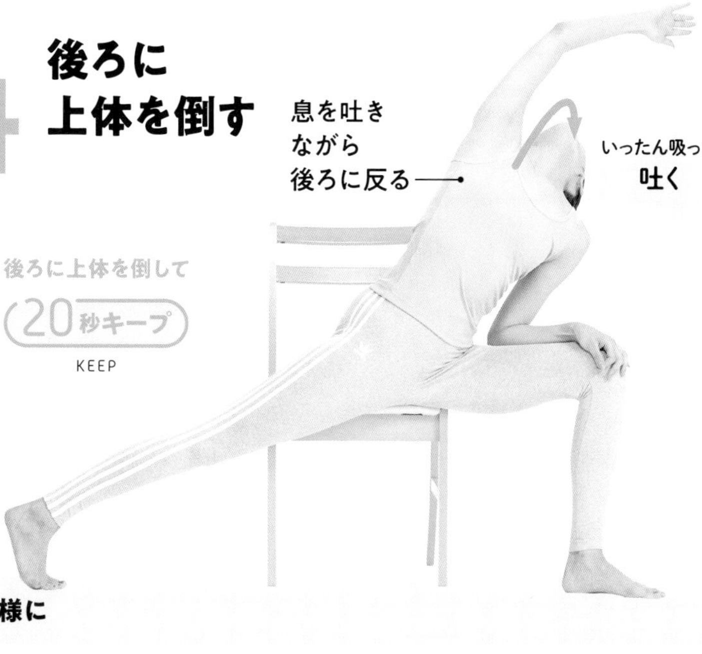

息を吐き
ながら
後ろに反る
いったん吸って
吐く

後ろに上体を倒して

20秒キープ

KEEP

反対側も同様に

LESSON
6

鼻づまりがラクになる
座った鷲のポーズねじり

腕を体の前で絡めるヨガの鷲のポーズのアレンジ。特に上半身を刺激します。
肩から上部の交感神経が刺激され血流がよくなり、鼻づまり解消効果も。

STEP 1
両手をねじって手のひらを合わせる

横から見ると

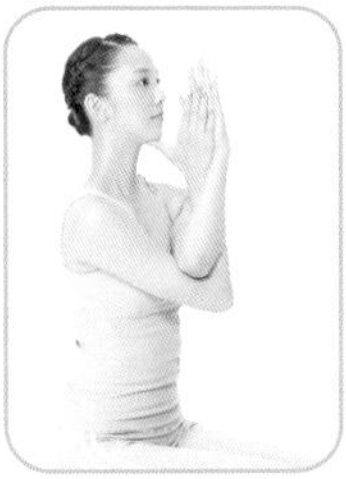

右腕の内側に
左ひじをのせて、
手を絡めて
手のひらを合わせる
※難しければ両手の
甲を合わせてもOK

親指は
あごの下に

下腹に力を
入れて
おへそを
引き込む

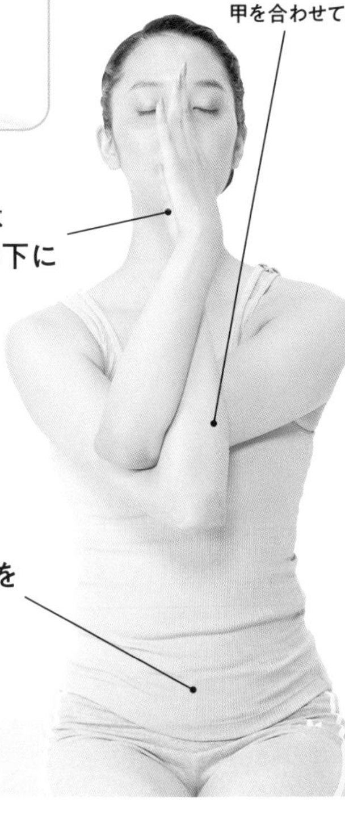

FASCIA
筋膜
刺激

STEP 2
上体を右にねじる

横から見ると

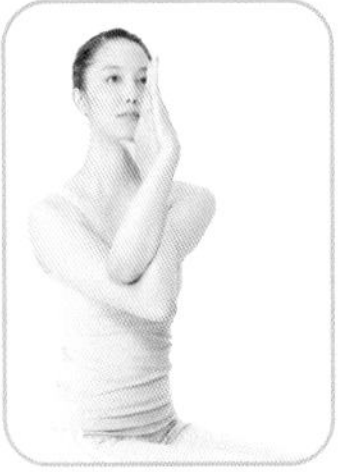

いったん吸って
吐く

親指を
あごに
引っかける

息を吐き
ながら
上体だけ
ねじる

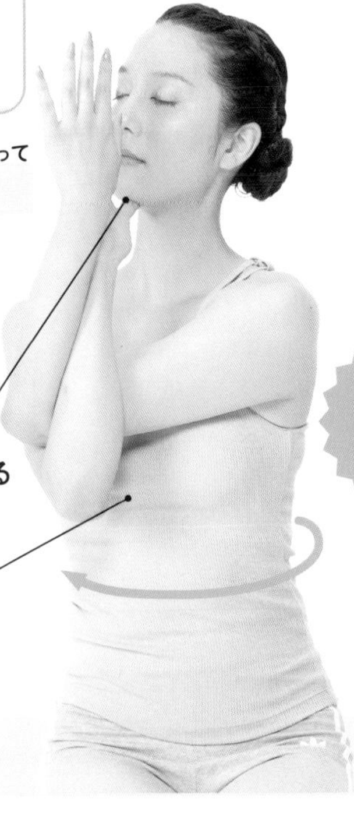

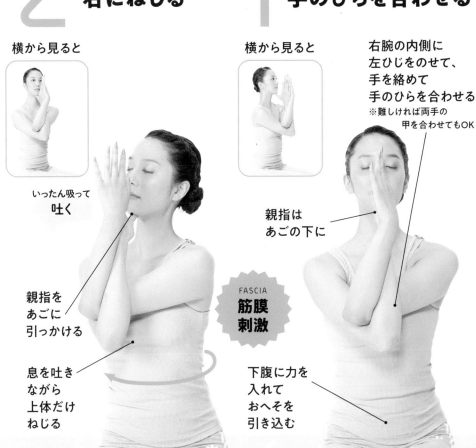

STEP 3 上体を右に倒す

横から見ると

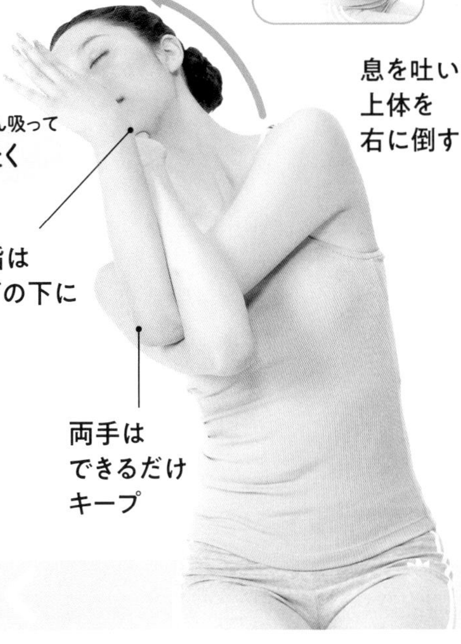

FASCIA
筋膜刺激
息を吐いて上体を右に倒す
いったん吸って吐く
親指はあごの下に
両手はできるだけキープ

上体を後ろに倒して
20秒キープ
KEEP

STEP 4 上体を後ろに倒す

横から見ると

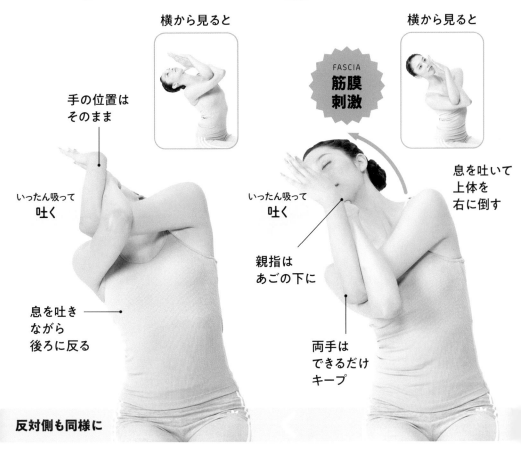

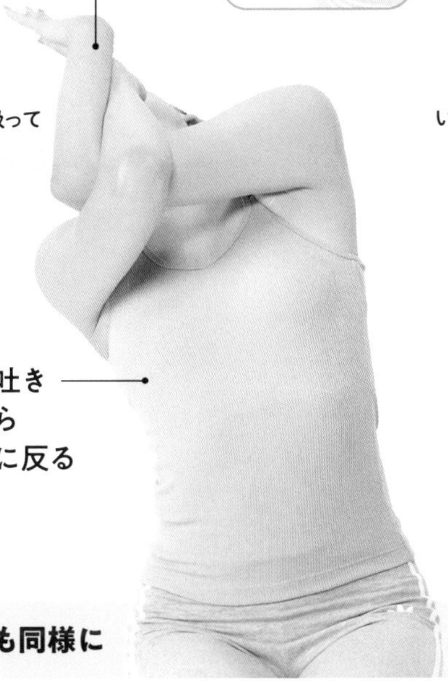

手の位置はそのまま
いったん吸って吐く
息を吐きながら後ろに反る

反対側も同様に

COLUMN

低い音の耳鳴りには

「はちの羽音」ポーズがいい！

最近では若い人でも耳鳴りを訴えることが増えてきました。その多くはストレスや肩こりと関連があると考えられているのですが、今回それを解消するために紹介したいのが、「はちの羽音」の呼吸法です。

はっきりしたメカニズムはまだ解明されていないのですが、「ボー」「ブーン」「ゴー」といった低い耳鳴りに効果が出ているので、気になっている人はぜひお試しを。これは、鼻から抜ける声が頭蓋骨を通して脳に入り、脳の中で響く音が低い耳鳴りをかき消すためだと考えられています。

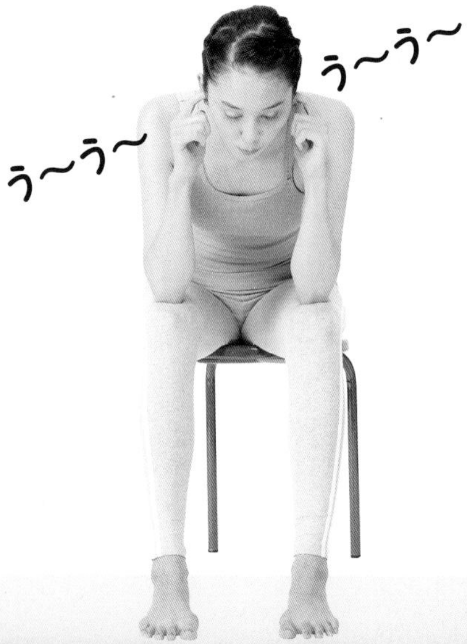

HOW TO

やり方

イスに深く座る。体を前に倒して両ももにひじをつき、両耳を指でふさぐ。軽く目を閉じ、鼻から息を吐きながら「ん～」とはちの羽音のような音を出す。息を吐ききるまで行って。

CHAPTER

5

気になる悩みに合わせて プラスして行おう!

不調別 筋膜プリプリ体操

筋膜がうるおうと血行がよくなり、さまざまな不調も解消され、
アンチエイジングにも効果がみられます。
ここからは気になる不調別に、
効果的な筋プリ体操をご紹介します!

結局不調は自律神経がすべて関連している

自律神経のバランスが崩れると、風邪をひきやすくなったり、気持ちが落ち込みやすくなったりと、さまざまな症状を引き起こします。ですから、不調を解消しようと思ったら、自律神経を整えることが一番の近道です。38ページで自律神経に効果的な4つの刺激部位をご紹介しましたが、ここのエリアの筋膜を刺激して不調を解消していきましょう。

老化やストレス、運動不足などでヨレヨレになった筋膜をさまざまな方向に引っ張って伸ばすと、筋膜は若返ってうるおいを取り戻します。そのための順番が、体をねじってから、側屈する、前屈・後屈するといった3次元的な動きということは前述のとおりです。

そして筋膜と筋肉は分けては考えられないものです。筋膜が伸びているということは当然筋肉も使われている状態です。筋肉の中には自律神経や多くの毛細血管が通っていて、筋肉を使うことでも交感神経が刺激され、血流やリンパの流れがよくなります。

呼吸を意識した〝筋プリ体操〟で、固まった筋膜をゆるめて筋肉を大きく使って動くこと。そうすると自律神経が原因で起こっていた体のだるさ、寝つきが悪い、眠りが浅いなどの睡眠の悩み、便秘や下痢、頭痛、ほてり、動悸などといったあらゆる不調が改善していくのです。

よく眠れる〜

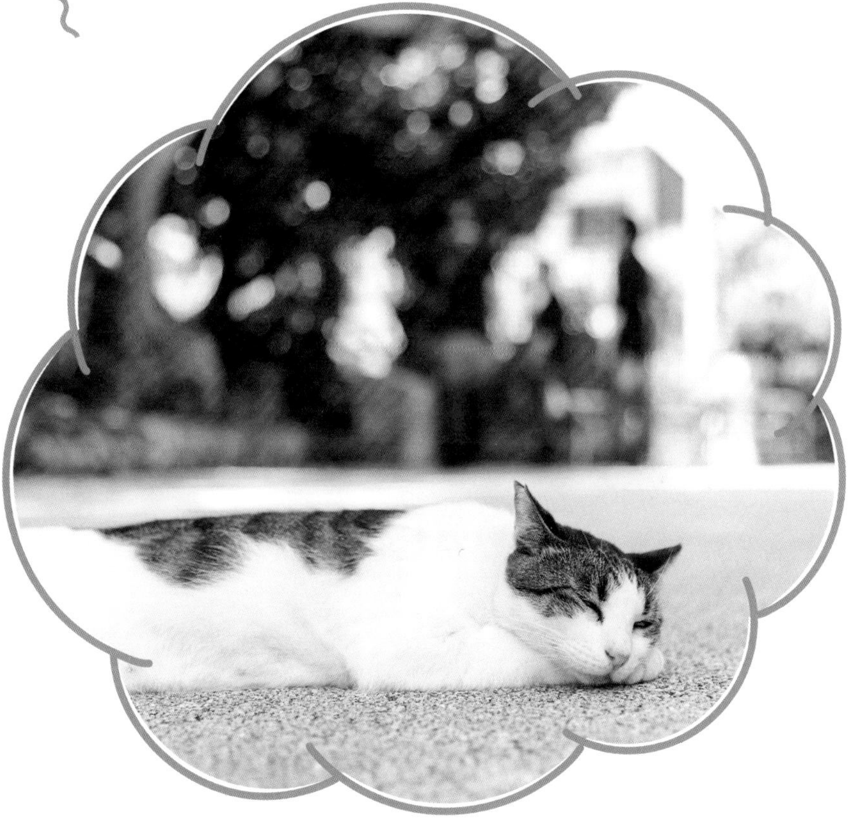

お腹全体の筋膜が刺激される

ねじりの前屈

お腹まわりをダイナミックにねじることで、胃腸の調子を整える運動です。
はじめはやりやすい前屈を、慣れてきたら後ろ反りも行ってみましょう。

STEP 1

両ひざを曲げて床に座る

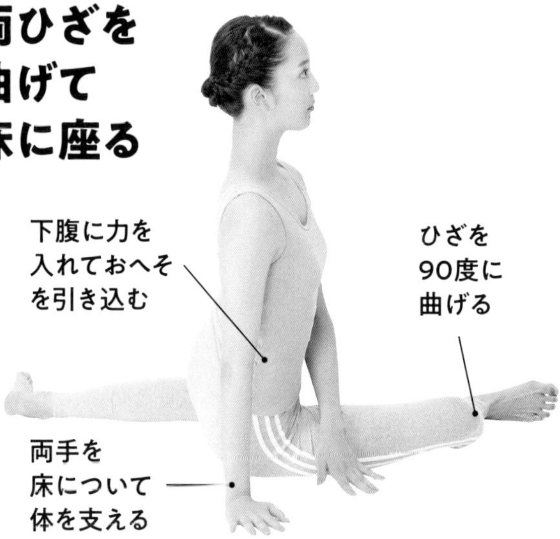
下腹に力を入れておへそを引き込む
ひざを90度に曲げる
両手を床について体を支える

STEP 2

上体を前に倒す

FASCIA
筋膜刺激

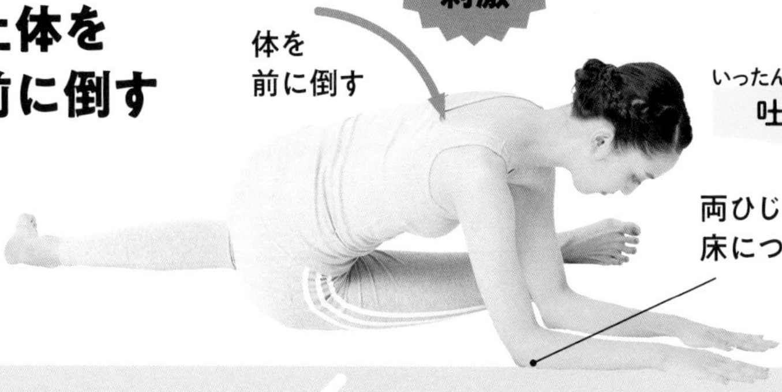
体を前に倒す
いったん吸って
吐く
両ひじ下を床につける

STEP

3 上体を右にねじる

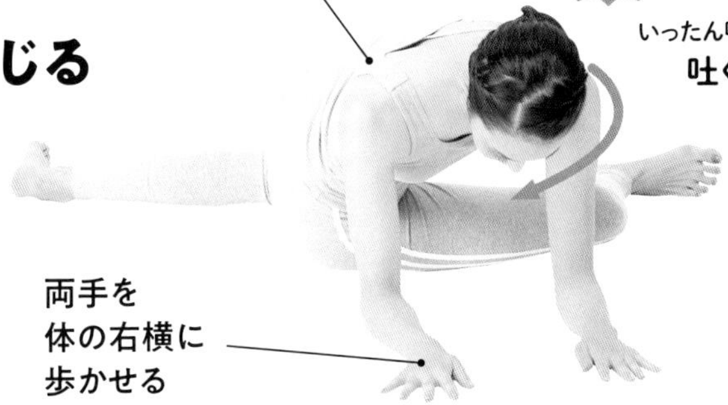
FASCIA
筋膜刺激
体を前に倒したまま
息を吐いて右にねじる
いったん吸って
吐く
両手を
体の右横に
歩かせる

STEP

4 体を起こして右横に体を倒す

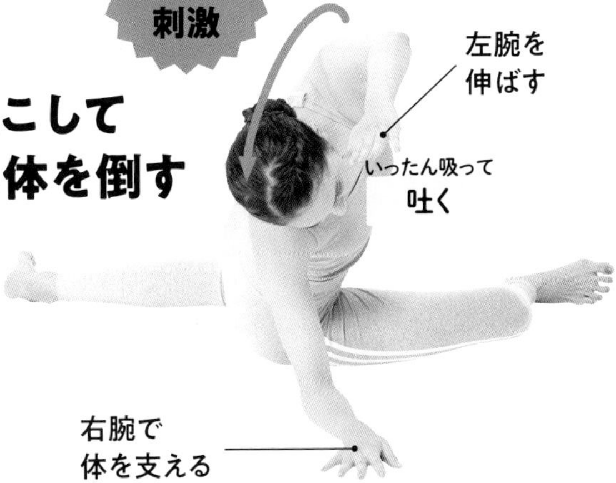
FASCIA
筋膜刺激
左腕を
伸ばす
いったん吸って
吐く
右腕で
体を支える

20秒キープ

KEEP

ADVANCED

もっとできる人は

STEP

5 体を後ろに反る

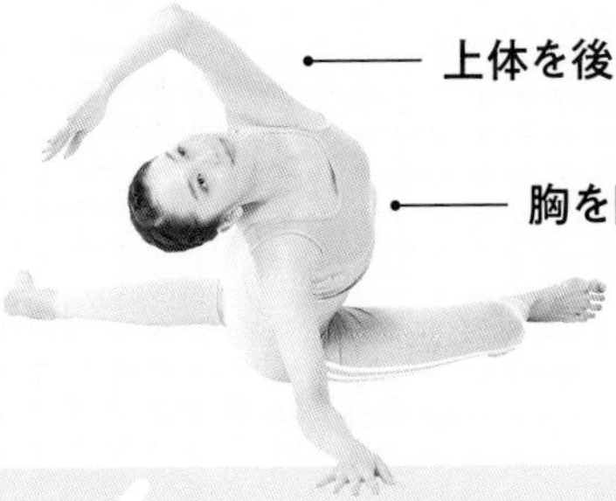
上体を後ろに倒す
胸を開く

反対側も同様に

腸のマッサージ効果あり

ひざ立てねじり

ねじる動きで腸の動きを促進します。便秘の改善のためには、腸内の便の流れに沿って行うことが大切なので、必ず右側→左側の順に行いましょう。

STEP 1 脚を組み片ひざを立てて座る

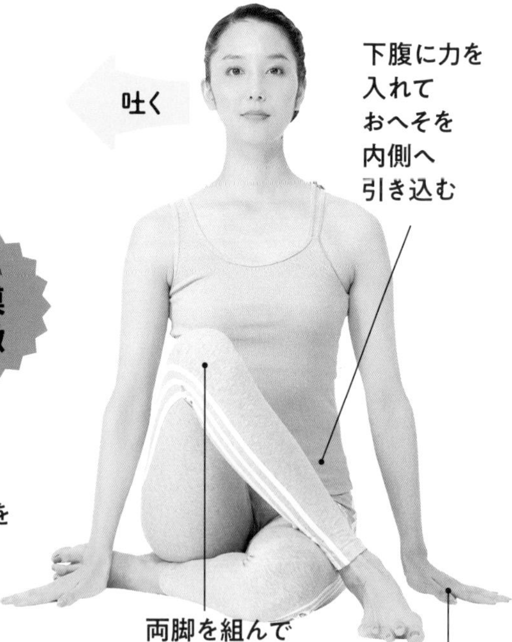
吐く
下腹に力を入れておへそを内側へ引き込む
両脚を組んで右ひざを立てる
両手は床につく

STEP 2 上体を右にねじる

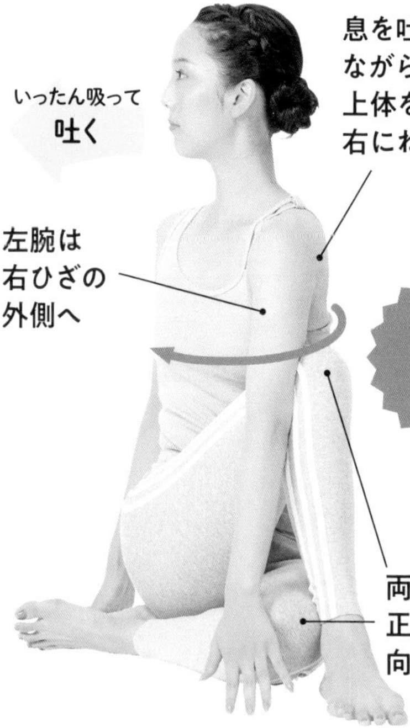
いったん吸って
吐く
息を吐きながら上体を右にねじる
左腕は右ひざの外側へ
FASCIA
筋膜刺激
両ひざを正面を向ける

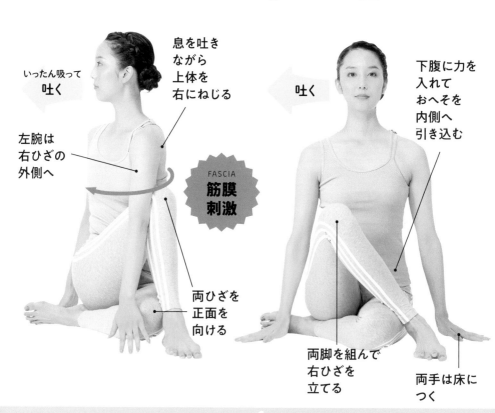

STEP 3 上体を右横に倒す

FASCIA
筋膜刺激

いったん吸って
吐く
息を吐き
ながら
上体を
横に倒す

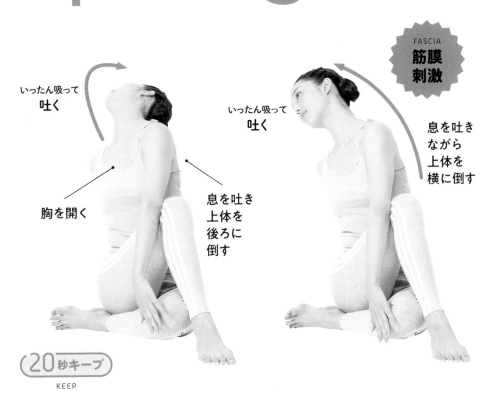

STEP 4 上体を後ろに反る

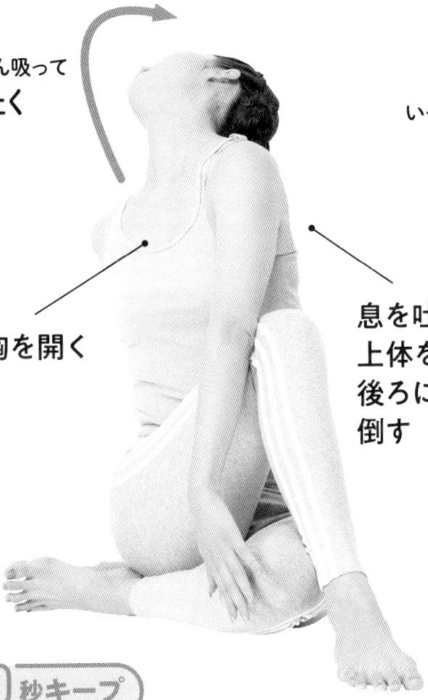

20秒キープ
KEEP

ADVANCED
もっとできる人は

STEP 5 上体を前に倒す

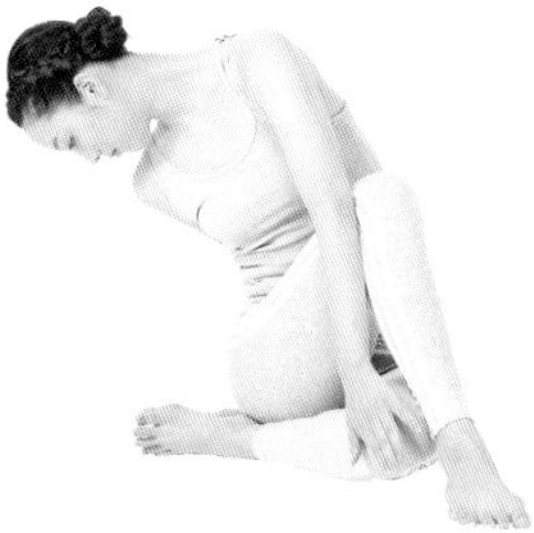

反対側も同様に

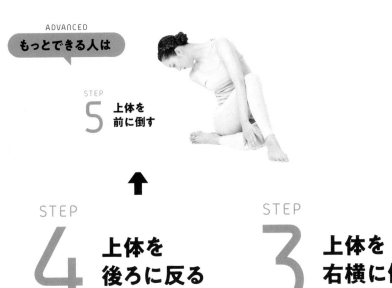

イライラ　ストレス

背骨まわりをジワッと伸ばす

片脚長座ねじり

前屈すると背骨まわりが伸び、体の緊張がゆるまります。上半身の筋膜を刺激しながら、ゆったりとした呼吸で自律神経のバランスを整え、ストレスを解消して。

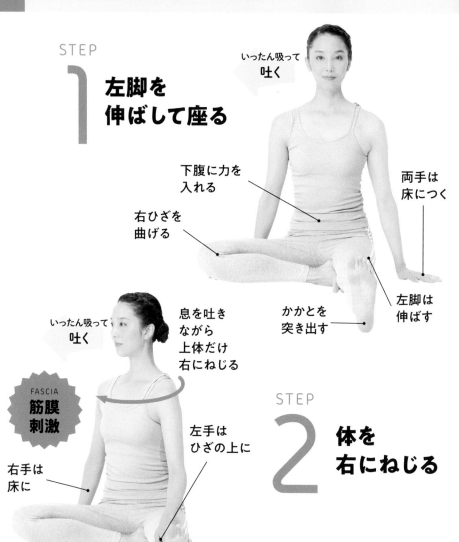

STEP 1 左脚を伸ばして座る

いったん吸って
吐く

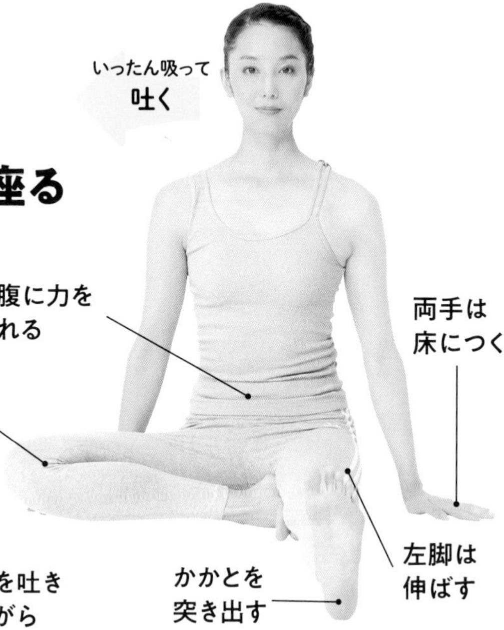

下腹に力を入れる

両手は床につく

右ひざを曲げる

左脚は伸ばす

かかとを突き出す

STEP 2 体を右にねじる

いったん吸って
吐く

息を吐きながら上体だけ右にねじる

FASCIA
筋膜刺激

左手はひざの上に

右手は床に

STEP
3 右横に上体を倒す

いったん吸って
吐く

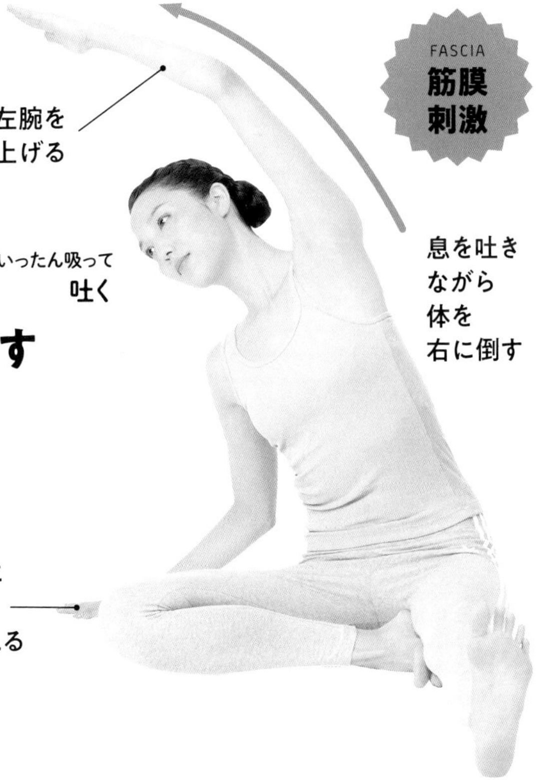
FASCIA
筋膜
刺激
左腕を
上げる
息を吐き
ながら
体を
右に倒す
手を床に
ついて
体を支える

STEP
4 上体を前に倒す

20秒キープ
KEEP

いったん吸って
吐く

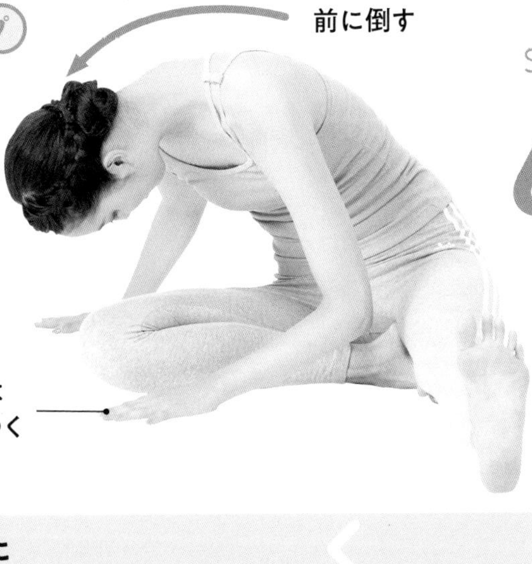
FASCIA
筋膜
刺激
息を吐いて
上体を
前に倒す
両手は
床につく

反対側も同様に

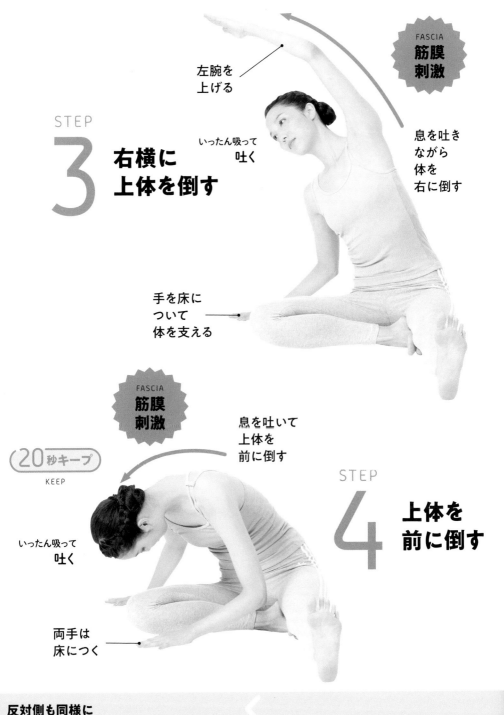

落ち込み　うつな気分

胸を開いて前向きな気分へ

上体起こしのねじり

気分が落ち込むときには、胸を大きく開く後ろ反りを取り入れると効果的。
交感神経が刺激されて、前向きな気持ちにしてくれます。

STEP 1 うつぶせから上体を起こす

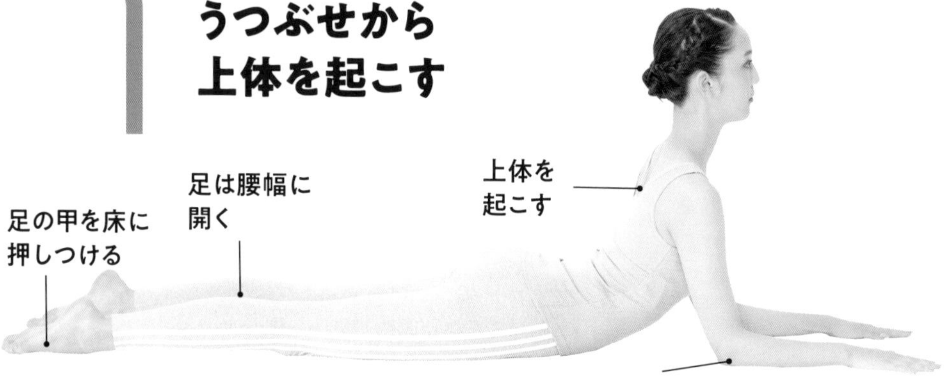
上体を
起こす
足は腰幅に
開く
足の甲を床に
押しつける
ひじ下を床につけて
体を支える

STEP 2 上体を右にねじる

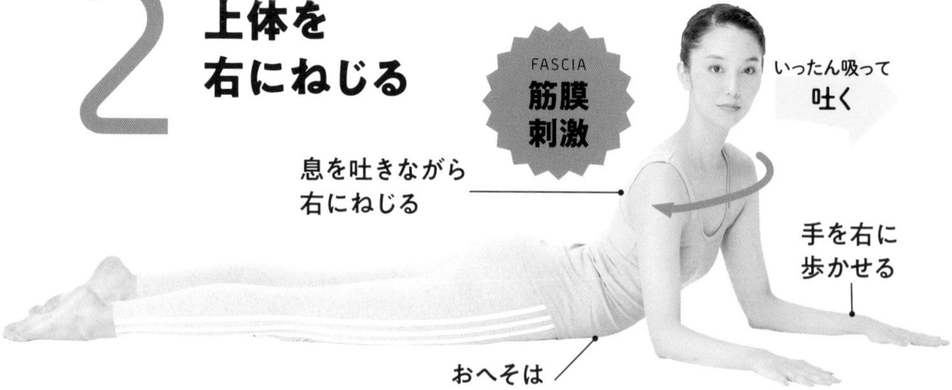
FASCIA
筋膜
刺激
いったん吸って
吐く
息を吐きながら
右にねじる
手を右に
歩かせる
おへそは
床につけておく

FASCIA
筋膜刺激

STEP 3 左腕を上げて上体を右に倒す

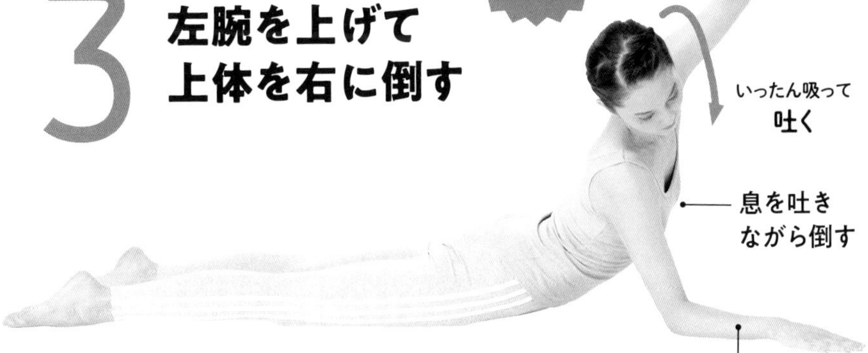

左腕を
上げる

いったん吸って
吐く

息を吐き
ながら倒す

右手で
体を支える

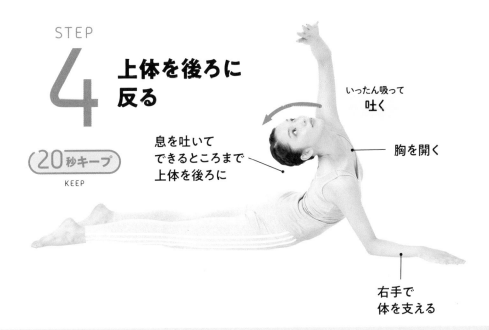

STEP 4 上体を後ろに反る

20秒キープ
KEEP

いったん吸って
吐く

息を吐いて
できるところまで
上体を後ろに

胸を開く

右手で
体を支える

反対側も同様に

肩こり　四十肩　五十肩

肩まわりは筋膜をほぐすと軽くなる

後ろタオルねじり

筋肉の緊張によって硬くなった肩まわりをほぐしましょう。
タオルを使って猫背を解消しながら、肩甲骨を動かし筋膜をゆるめます。

STEP 1 あぐらになり腕を背中に回しタオルを持つ

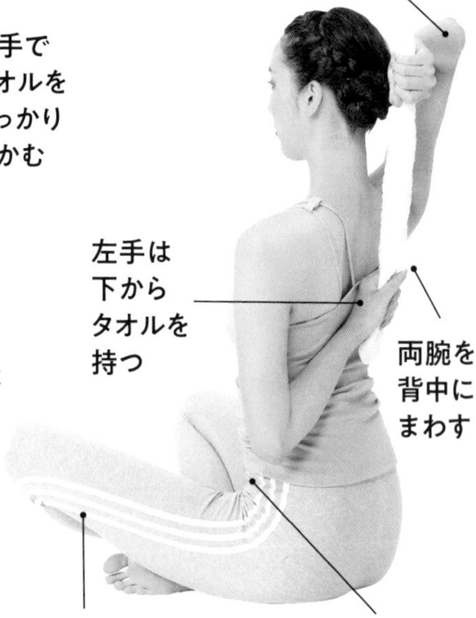
右ひじを上げて右手でタオルをつかむ
※手と手で握手できる人はタオルを使わなくてもOK
左手は下からタオルを持つ
両腕を背中にまわす
あぐら、または楽な姿勢で座る
下腹に力を入れ、おへそを引き込む

STEP 2 上体を右にねじる

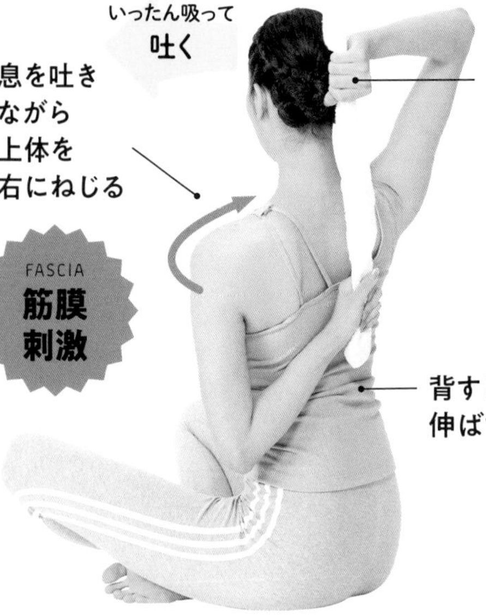
いったん吸って
吐く
息を吐きながら上体を右にねじる
両手でタオルをしっかりつかむ
背すじは伸ばす
FASCIA
筋膜刺激

ADVANCED

もっとできる人は

STEP 5 **体を前に倒す**

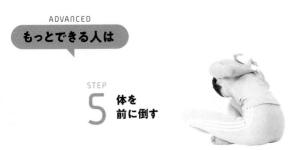

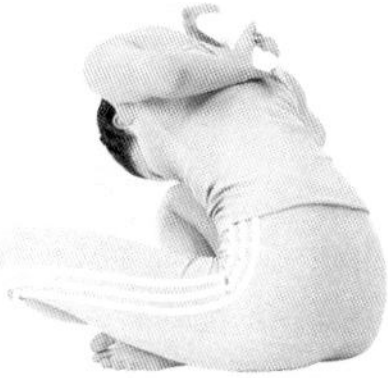

STEP 3 上体を右横に倒す

息を吐き
上体を
右横に倒す

いったん吸って
吐く

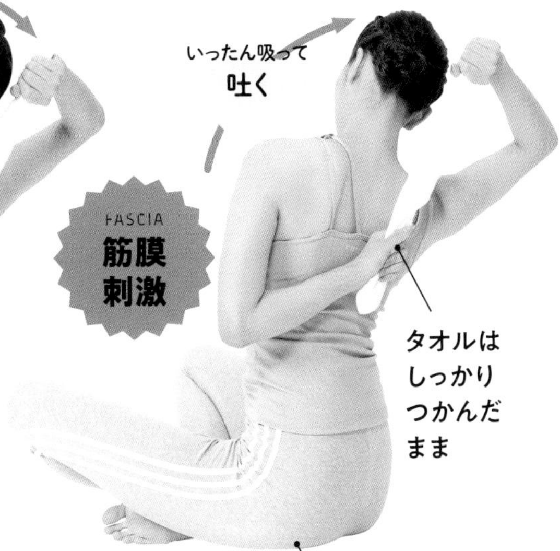

筋膜刺激
FASCIA

タオルは
しっかり
つかんだ
まま

お尻が浮か
ないように
注意

STEP 4 体を後ろに倒す

20秒キープ
KEEP

吸って
吐く

息を吐き
体を後ろに
倒す

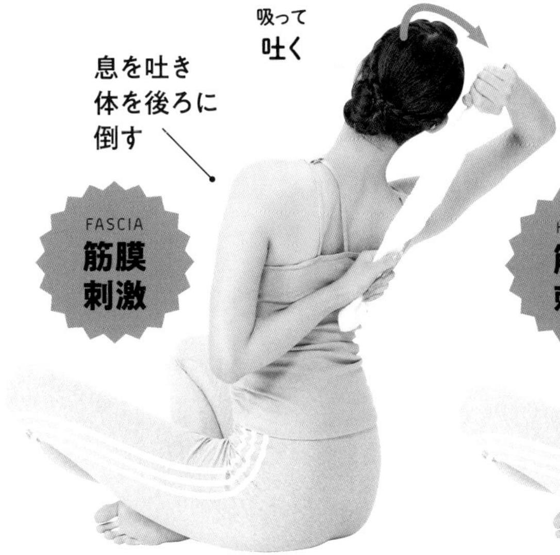

筋膜刺激
FASCIA

反対側も同様に

腰がほぐれて血流UP

行かないでポーズ

腰痛の主な原因は、腰部の血行不良。大きい筋肉を使った動きで血流を上げ、筋肉の緊張をほぐします。背骨の動きを感じながら、左右対称に行って。

STEP 1

よつんばいになる

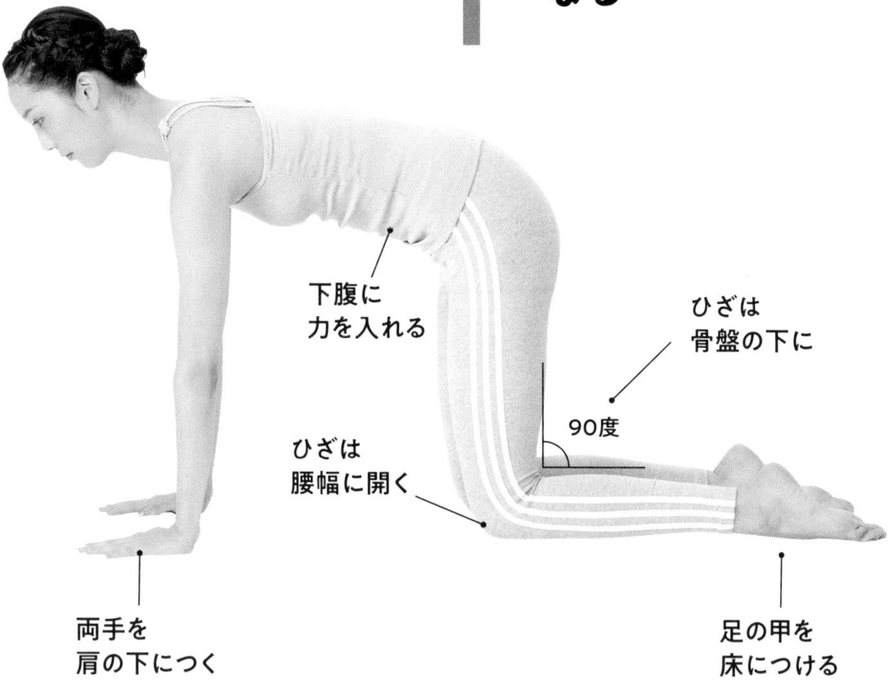
下腹に
力を入れる
ひざは
骨盤の下に
90度
ひざは
腰幅に開く
両手を
肩の下につく
足の甲を
床につける

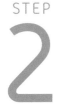

STEP 2 右腕と左脚を引っ張り合うように伸ばす

FASCIA
筋膜刺激

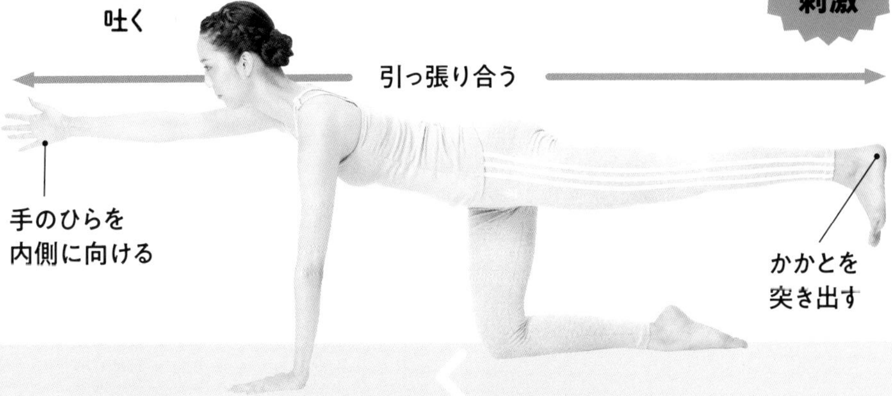
いったん吸って
吐く
引っ張り合う
手のひらを
内側に向ける
かかとを
突き出す

2、3をくり返す
左右各
10回

STEP 3 体を丸め右ひじと左ひざを近づける

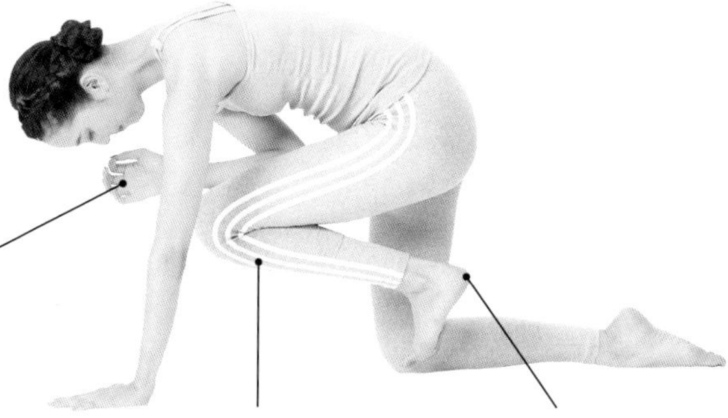
息を吐きながら
体を小さく
丸める
いったん吸って
吐く
右ひじを
曲げる
左ひざを曲げて
胸に引き寄せる
かかとは
突き出したまま

反対側も同様に

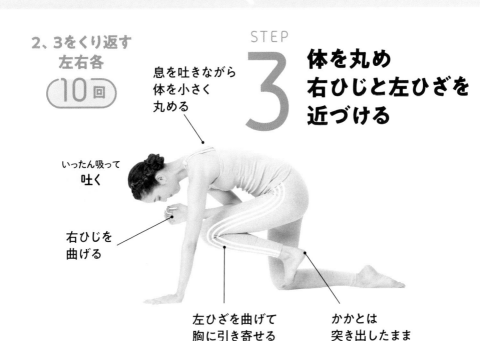

頭痛　肩こり　首こり

後頭部も刺激して自律神経を整える

後ろ手前屈

肩や首まわりの筋膜をゆるめるポイントである、頭頂を刺激するポーズです。
最後に頭を上げることで、首の後ろにも刺激を加えましょう。

STEP 1 後ろで両手を組み 脚は大きく開く

STEP 2 上体を前へ倒す

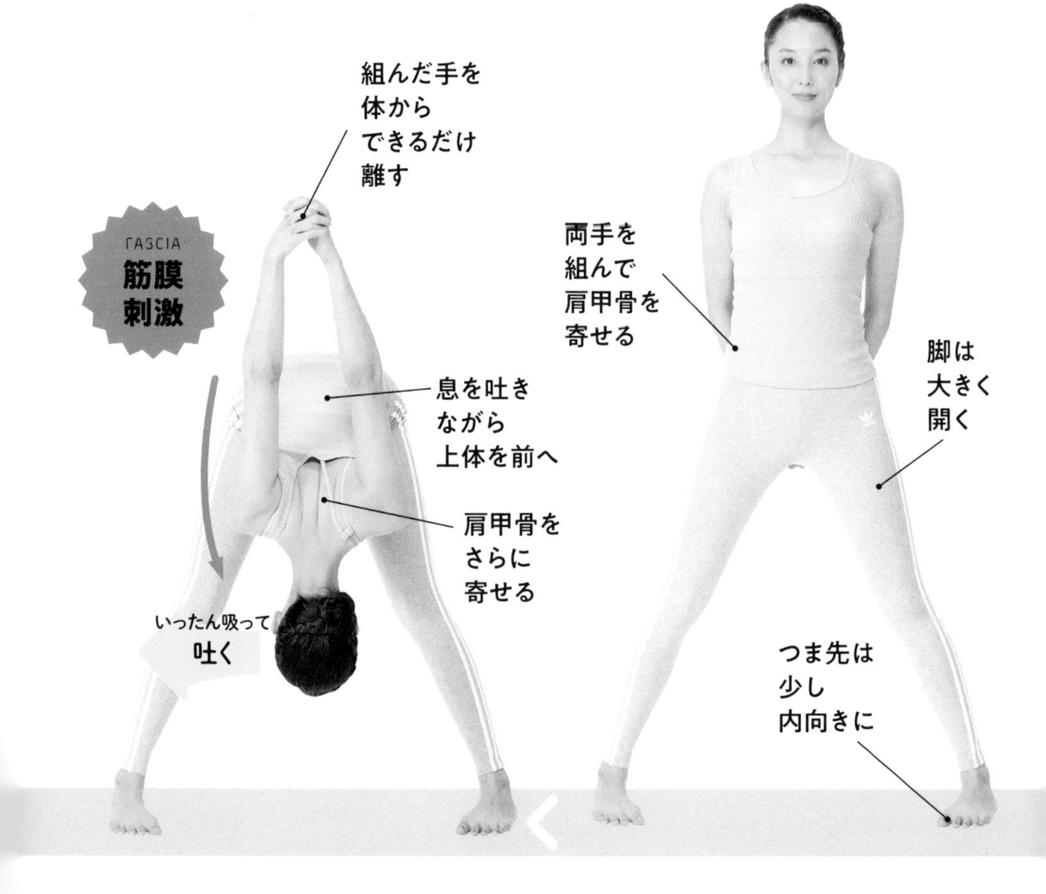

両手を組んで肩甲骨を寄せる
脚は大きく開く
つま先は少し内向きに
組んだ手を体からできるだけ離す
FASCIA
筋膜刺激
息を吐きながら上体を前へ
肩甲骨をさらに寄せる
いったん吸って
吐く

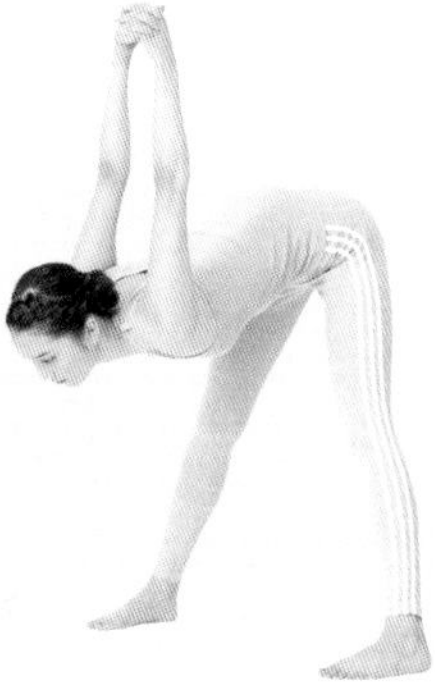
横から見ると

STEP

3 頭だけ持ち上げる

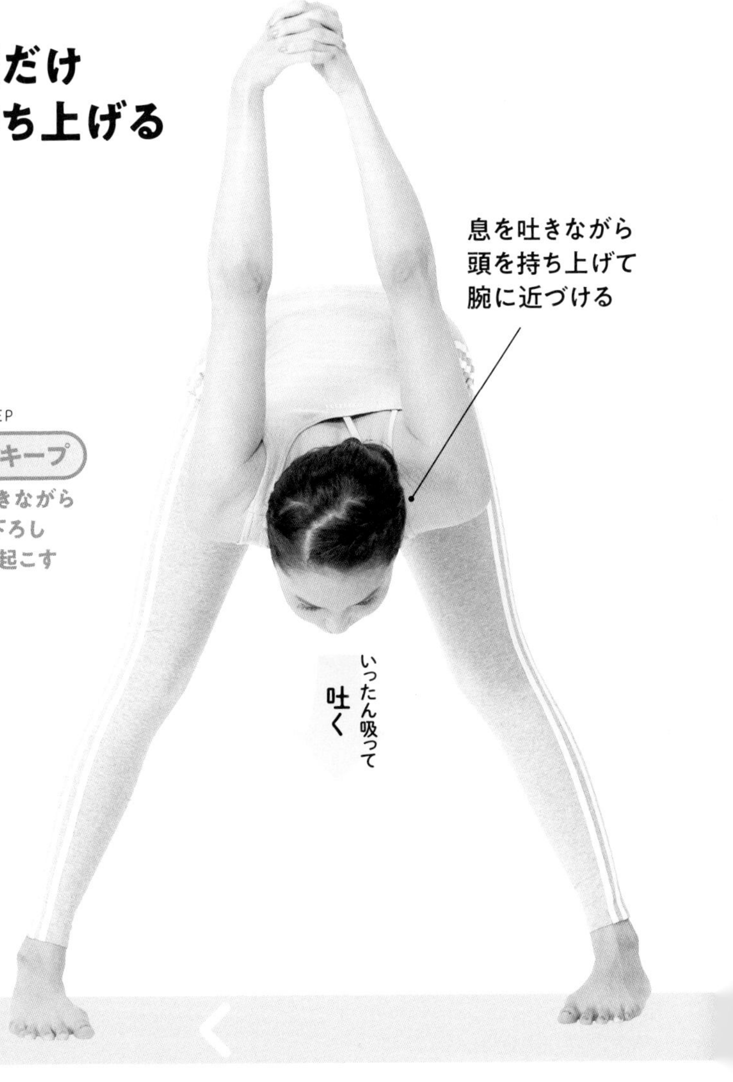
息を吐きながら
頭を持ち上げて
腕に近づける
いったん吸って
吐く

KEEP

20秒キープ

したら吐きながら
頭を下ろし
上体を起こす

副交感神経の働きをアシストする

長座の前屈ねじり

睡眠リズムが崩れたときは、緊張を和らげて体をゆるめるポーズを行いましょう。
吐く息を長くしながら前屈を行い、脱力のポーズで休みます。

STEP 1

両脚を伸ばして座る

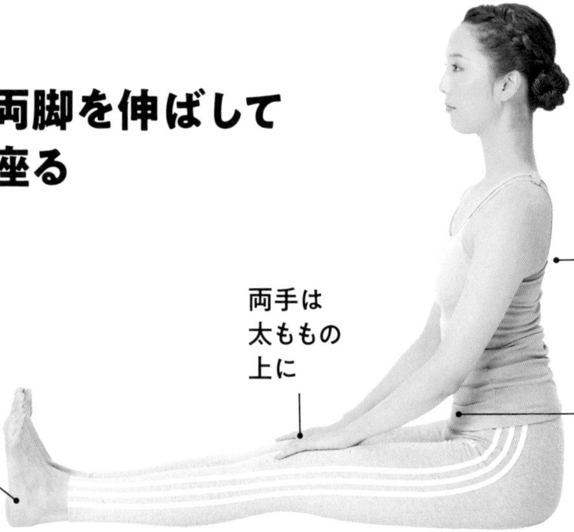
背すじを伸ばす
両手は太ももの上に
かかとを突き出す
下腹に力を入れておへそを引き込む

STEP 2

上体を右にねじる

いったん吸って
吐く
FASCIA
筋膜刺激
両手は床へ

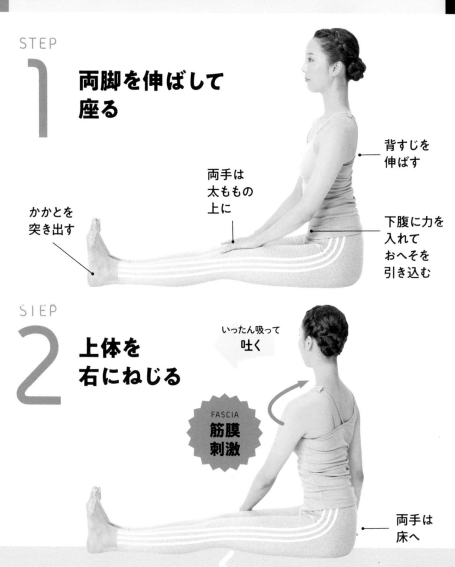

STEP
3 上体を右に倒す

いったん吸って
吐く
FASCIA
筋膜
刺激
両手で体を
支える

STEP
4 上体を前に倒す

20秒キープ
KEEP

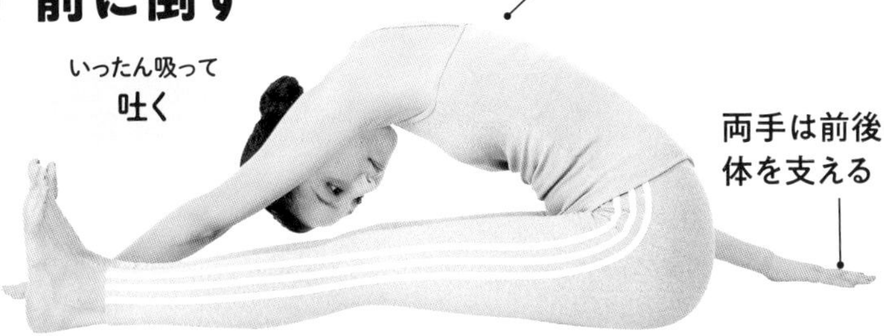
できるところまで
体を前に倒す
いったん吸って
吐く
両手は前後にして
体を支える

ADVANCED
もっとやりたい人は

STEP
5 最後に脱力のポーズで睡眠準備

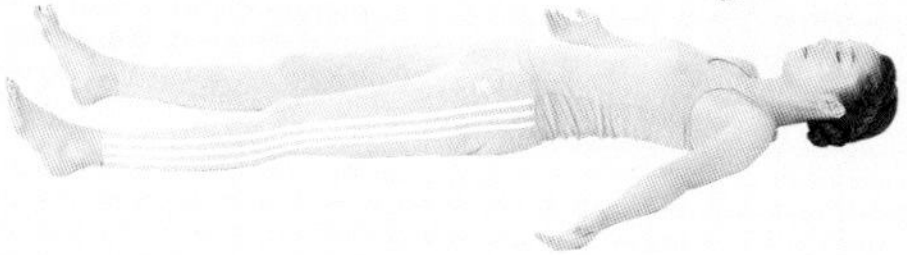
脱力〜
吐く息を
長めに意識して
ゆっくりと
呼吸をする

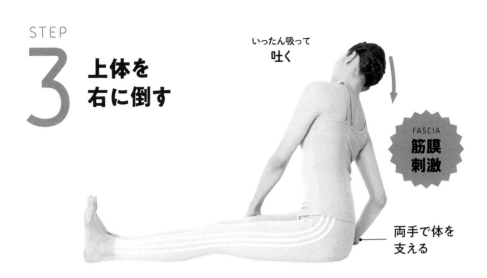

このまま寝てしまってOK

反対側も同様に

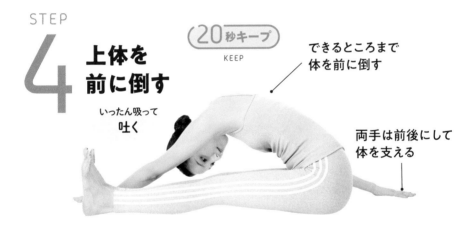

COLUMN

筋プリ体操で

自律神経を整えれば、ウイルスに強い体に!

免疫力がUPする

風邪をひきやすい、花粉症、アレルギーなどの予防には、自律神経を整えるのが効果的。ウイルスに負けない体をつくるにも、ねじり運動が役立ちます。

自律神経と免疫力UPの関係

免疫力 とは細菌やウイルスから体を守る働き

ウイルス から体を守るとき

↓

副交感神経 が働く

細菌 と戦うとき

↓

交感神経 が働く

免疫力UPには自律神経のバランスが大事!

免疫力をUPするためには、交感神経、副交感神経のどちらかだけが高くても、低くても問題で、両方がバランスよく働いていることが大事なのです。

大きな筋肉を使う筋膜プリプリ体操が効く!

交感神経と副交感神経のバランスを整える

空気イスねじり

大きな体幹の筋肉をねじって交感神経を働かせます。その反動でその後、
副交感神経が高まって自律神経のバランスがとれ、免疫力アップに!

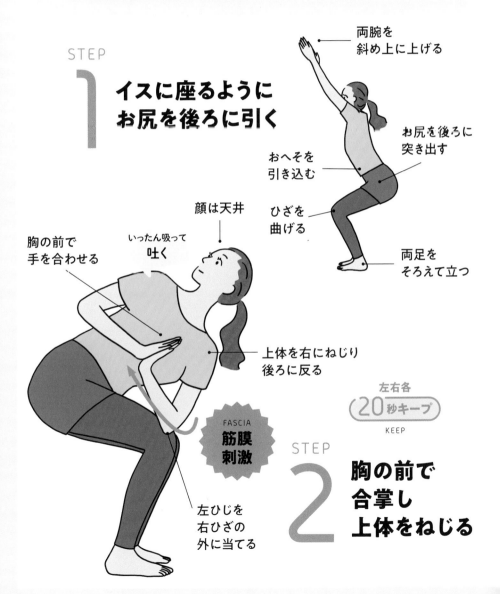

STEP 1 イスに座るように お尻を後ろに引く

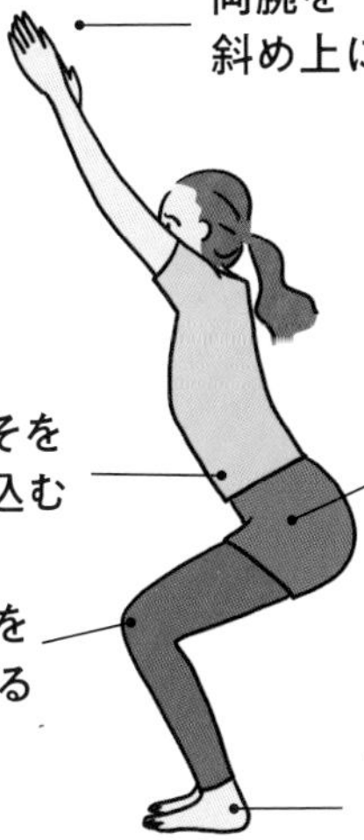
両腕を
斜め上に上げる
お尻を後ろに
突き出す
おへそを
引き込む
ひざを
曲げる
両足を
そろえて立つ

STEP 2 胸の前で 合掌し 上体をねじる

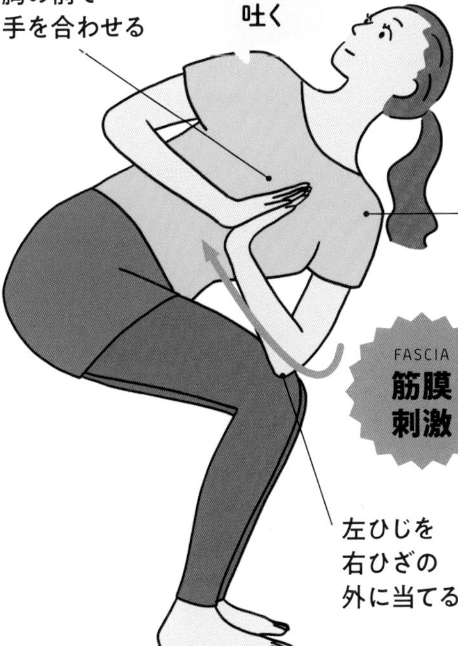
顔は天井
いったん吸って
吐く
胸の前で
手を合わせる
上体を右にねじり
後ろに反る
FASCIA
筋膜
刺激
左ひじを
右ひざの
外に当てる

左右各
20秒キープ
KEEP

COLUMN

免疫力UP
筋プリ体操

上級編

ダイナミックな動きで免疫力をぐいぐい上げる

後ろキックねじり

筋膜プリプリ体操に慣れて、もっと筋肉や筋膜を刺激したい人は、上級者向けの全身運動になるこのポーズに挑戦！　ねじりを意識して行いましょう。

STEP 1

準備

両手両足をついてお尻を高く上げる

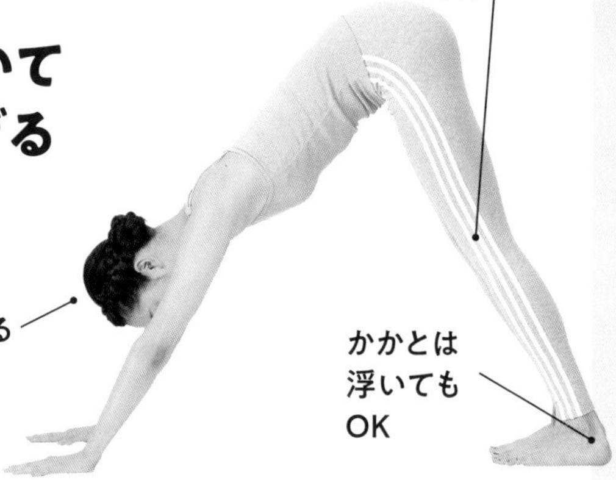

ひざは曲がってもOK
頭を下げる
かかとは浮いてもOK

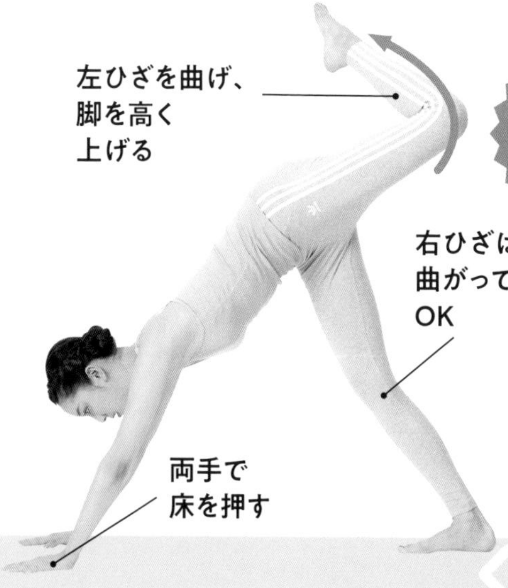

左ひざを曲げ、脚を高く上げる
右ひざは曲がってOK
両手で床を押す

FASCIA
筋膜刺激

STEP 2

左脚を高く上げる

STEP 3 上体を右にねじる

FASCIA
筋膜刺激

脚は
上げたまま
頭を上げる
いったん吸って
吐く
おへそを正面に
向けるイメージで
体をねじる

STEP 4 左ひざを右腕に近づける

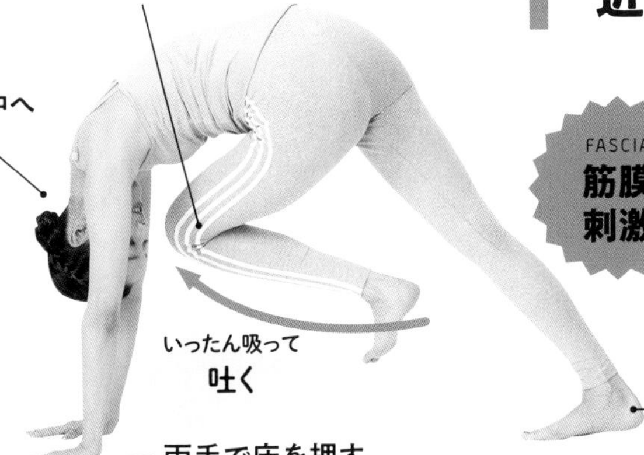
上げた脚を下ろし
左ひざを右腕に
近づける
頭は
腕の中へ
FASCIA
筋膜
刺激
いったん吸って
吐く
かかとは
浮いても
OK
両手で床を押す

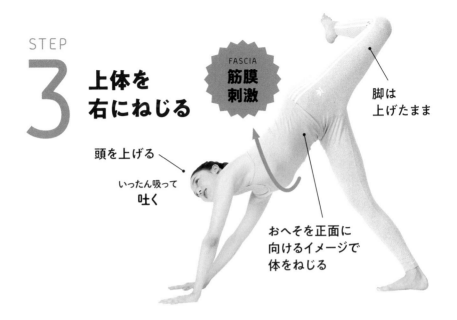

1に戻り、反対側も同様に

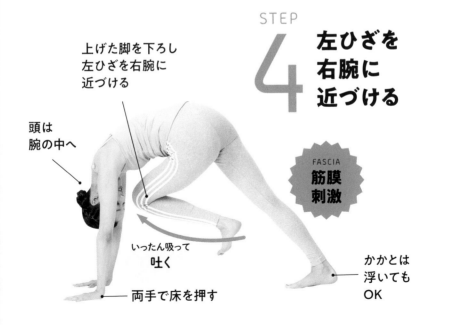

COLUMN

自律神経の疲れには

休むよりあえて体を動かすといいことも！

ストレスや疲労を感じる時は、自律神経のうち、交感神経が過剰に働き緊張がなかなかとれない状態になっています。解消するためには副交感神経を高めればいいわけですから、「ずっと寝てればいいや」と思うかもしれませんが、残念ながら、ただ休んでいるだけでは副交感神経は刺激されません。

９ページでご紹介したとおり、交感神経と副交感神経はどちらかだけが優位なのでなく、どちらもパワフルに働ける状態をつくる必要があります。自律神経全体のトータルパワーを上げるためには、今までご紹介した“筋プリ体操”などで一度交感神経の働きを活発にしておく必要があるのです。そうしてこそ、その後に行う休息の効果が上がり、副交感神経の働きがグッとよくなるのです。

ですから、疲れたなと思ったときこそ、積極的に体を動かしてみましょう。よく「軽く運動をしたほうが疲れがとれる」という人がいますが、あれは理にかなっていることで、疲労を軽減し、寝つきをよくしてくれます。筋肉を使うことで血行もよくなり、自律神経の調整を後押ししてくれる効果も。休日はただゴロゴロしているだけでなく、ぜひ筋プリ体操で動いてみてくださいね！

CHAPTER

6

\\ ムリしない毎日で活力UP //

自律神経が元気になる生活のコツ

筋プリ体操以外でも生活の中で取り入れられる、
自律神経を元気にするコツをご紹介します。
運動や食事など、ちょっとした心がけで、
体は元気に美しくなります!

生活のコツ 1

速歩き、ゆっくり歩き、の インターバル速歩！で、自律神経が整う

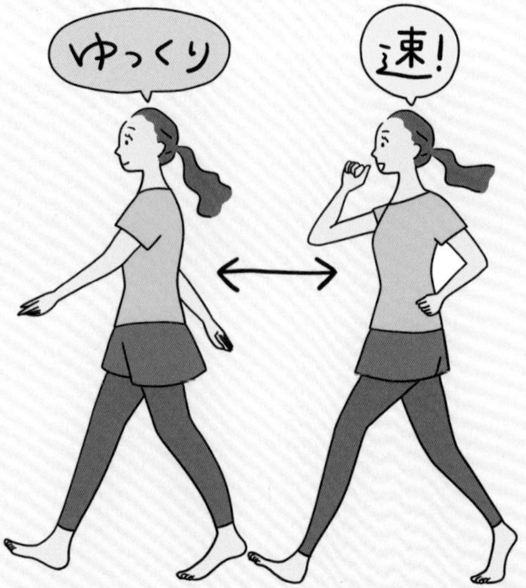

健康のためにウォーキングを習慣にしているという人もいらっしゃるでしょう。「1日1万歩」などと歩数を目安にすることが多いかと思いますが、実はおすすめなのが時間を目安にすること、そして坂道を利用することです。日米の研究により、平坦な道をゆっくり歩くときと、坂道を積極的に歩くときでは、自律神経の活性化に大きな差が出ることがわかっています。

やり方をご紹介しましょう。まず3～5分ほどは意識的に速く歩き、次の3～5分は普通の速度で歩きます。速い歩きと普通の歩きをくり返すことは「インターバル速歩」と呼ばれています。

速く歩く時のポイントは、**腕を大きく振る**こと。**前に振る時は親指**が鼻先につくぐらい、後ろに振る時は**ひじをできるだけ後ろに**引きます。左右の親指でリズミカルに鼻先をタッチしながら歩き、最初は15～20分を目安に、最終目標は40分以上を目指します。1度に15～20分が難しければ7～8分を朝晩などと分けても効果は変わりません。これも「積み重ね効果」です。いちいち時間を計るのも大変なので、1曲3～5分の音楽を聴きながら行うのもいいですね。

生活のコツ 2

「そばのひ孫と孫はやさしい子かい？納得！」は、十分マグネシウムをとる呪文

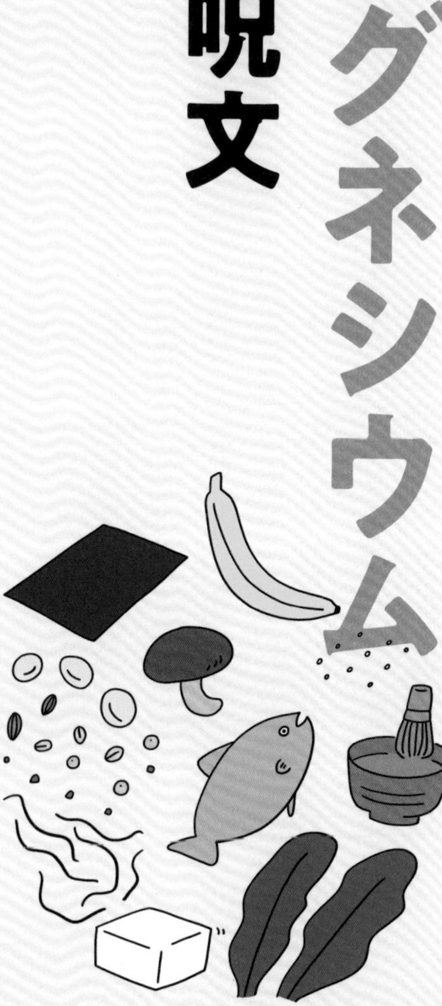

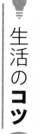

アンチエイジングにはマグネシウムが欠かせません。しかし、厚生労働省の最近の報告によると、日本人は毎日約１００mg以上のマグネシウムが今でも不足していると言われています。

マグネシウムは体中の細胞の代謝をよくするなど必要なミネラルです。なので、これが不足すると代謝が落ちて肥満になったり、筋肉が硬くなったり、肌や血管のしなやかさが失われるなど、老化が進行してしまいます。

マグネシウムをしっかりとるには、いわゆる**和食がおすすめ**です。東京慈恵会医科大学の横田邦信教授がマグネシウムを多く含んだ**食材の頭文字をとってつくった標語「そばのひ孫と孫は（わ）やさしい子かい？納得！」を**覚えておくとよいでしょう。

それぞれの食品は、「そば、ばなな、のり、ひじき、まめ、ごこく、とうふ、まっちゃ、ごま、わかめ、やさい、さかな、しいたけ、いちじく、こんぶ、かき、いも、なっとう、とうもろこし、くるみ」です。これらをなるべく食事からとることを心がけたいですね。マグネシウム入りの入浴剤を利用するのもいいでしょう。

生活のコツ 3

脳の疲れには鶏の胸肉と回遊魚を食べて

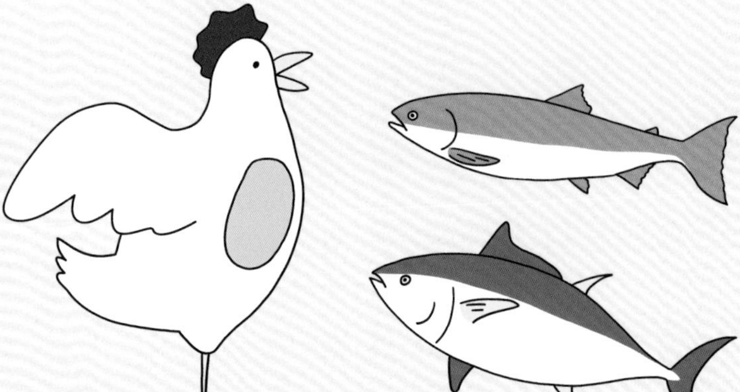

食生活の改善も、自律神経を整えるのには効果的です。脳は精神的なストレスや長時間の激しい運動でも疲労します。脳の疲労をとるためにおすすめなのは、抗酸化力のある食事を取り入れること。なかでもおすすめは鶏の胸肉と、マグロに代表される回遊魚です。

これらには脳の神経細胞の疲労を回復させるイミダゾールジペプチドが含まれています。イミダゾールジペプチドは、脳の疲労時に増える活性酸素を破壊する効果があります。推奨摂取量は１日２００mg。**鶏の胸肉１００gには１２００mg、マグロ１００gには８００mgのイミダゾールジペプチドが含まれる**ので、どちらかを１００g食べるだけで必要量をとることができます。

最近では、同じく回遊魚であるサケにも、多くのイミダゾールジペプチドが含まれることがわかってきました。サケ缶の汁にも大量のイミダゾールジペプチドが含まれているので、ぜひお料理にも活用してみてください。

生活のコツ 4

イラッ、不安には腹式呼吸。呼吸を途中で止めるとなおよい

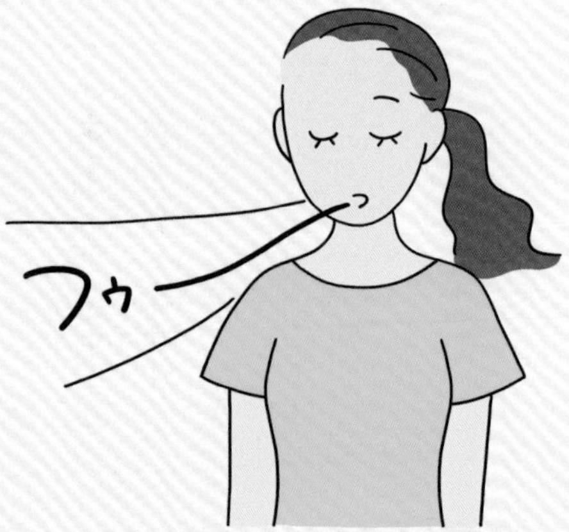

呼吸は自律神経の働きでコントロールされているため、普段はあまり意識をしなくても自然に行うことができます。しかし自律神経が乱れていると呼吸も乱れ、無意識に呼吸が浅くなってしまいます。

自律神経の働きを整えるには、吐く息を意識した腹式呼吸が効果的です。腹式呼吸とはおなかを上下に動かして行う呼吸のこと。おなかの動きがわかりづらい人は、あお向けになっておへその上に両手のひらを当て、呼吸時のおへその動きを意識してみましょう。

腹式呼吸に慣れてきたら、吐く息を吸う息の2倍にしてみます。吸う息と吐く息の間に吸う時間と同じ時間だけ息を止めるのも効果的です。例えば3秒かけて息を吸い、3秒間止め、6秒かけて息を吐くといった具合です。呼吸は自分でコントロールすることもできますので、呼吸が浅くなっているなと感じたら、このような呼吸を行なってみてください。怒りの感情がこみ上げたときなどは、気づきを鋭くして腹式呼吸を！　怒りの感情は6秒間ガマンすると消えるのです。アンガーマネジメント療法の一つです。

生活のコツ 5

朝は後屈を多めに、夜は前屈を多めに、時間を味方にして自律神経を整える

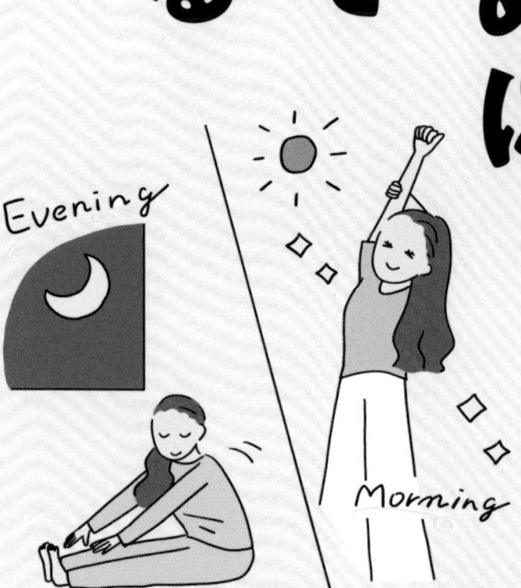

筋膜プリプリ体操は、1日のうちどんな時間にやってもかまいません。1度にまとまった時間がとれないときは、朝昼晩と分けて行なっても大丈夫です。ただし、自律神経の活性化を考えると、動きによって朝多めのほうがよいもの、夜におすすめのものがあります。

朝は交感神経を活性化して活動モードに入る時。この時は胸を開く後ろに反る動きを多めにするといいでしょう。交感神経は、皮膚に圧がかかったり筋膜がが伸びると反射で興奮します。体を後ろに反らせると、お腹から太ももにかけ広範囲の皮膚が伸びるので、交感神経が活発になります。

反対に、体も心もリラックスモードになる夜は、副交感神経が優位になる前屈の動きや、脱力するお休みポーズがおすすめです。ちなみに交感神経を活性化させる動きの順は、後屈（後ろに反る）、側屈（左右に倒す）、前屈で、〝筋プリ体操〟はこれにねじりの動きを加えているのでさらに交感神経が活性化するのです。時間やご自身の予定に合わせて使い分けるとよいですね。

生活のコツ 6

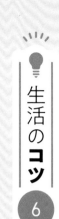

朝のキャベツのオリーブオイルがけで腸内環境をよく

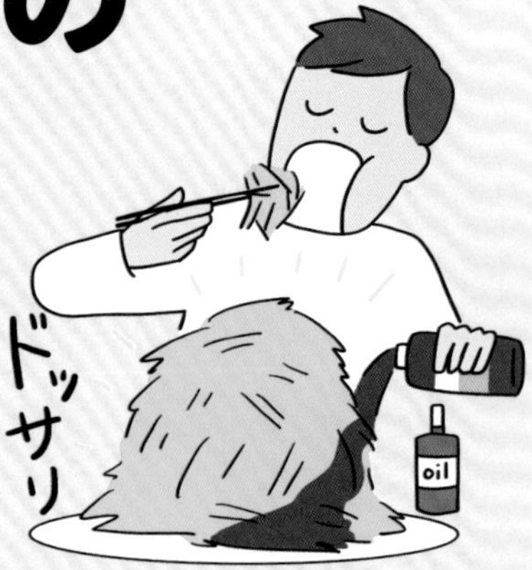

便秘の予防には、ここで紹介した右からねじる〝筋プリ体操〟のほかに、食物繊維の多い朝食をとることが大事です。食物繊維は消化に時間がかかるため、朝食で取り入れると日中に消化され、翌朝に排泄が起こるからです。

食物繊維が多い食材でおすすめなのが、私の実体験から大量のキャベツです。目安は1週間でキャベツを2玉。私は日曜日にすべてを千切りし、真空パックに入れて保存しておき、それを毎朝お皿一杯食べています。最近はオリーブオイルとポン酢をかけて食べることが習慣になりました。

実は10年以上前、私は3日4日も出ないのは当たり前という便秘症でした。毎年腸にポリープができては病院で取っていたのですが、ある時、前ガン状態のものも見られるように。主治医に相談したところ、「キャベツでも食べてみたら」とアドバイスを受け、とりあえず毎日キャベツを食べ続けたところ、翌年はなんとポリープがゼロに！　主治医は、便秘が治ったので悪玉菌が減り腸内環境がよくなったとのこと。最近では「脳腸相関」といって脳と腸のストレスが影響し合っていることも報告されていますので、自律神経を整えるのにも大きな要因となるでしょう。腸のためにはほかに納豆、みそ、ヨーグルト、お酢、甘酒、チーズなど発酵食品もおすすめ。ぜひ朝食に取り入れてみてください。

生活のコツ 7

体をリラックスさせる「漸進的筋弛緩法」

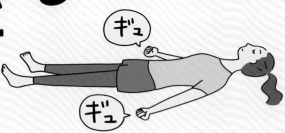

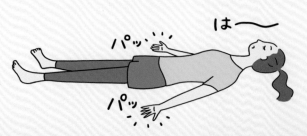

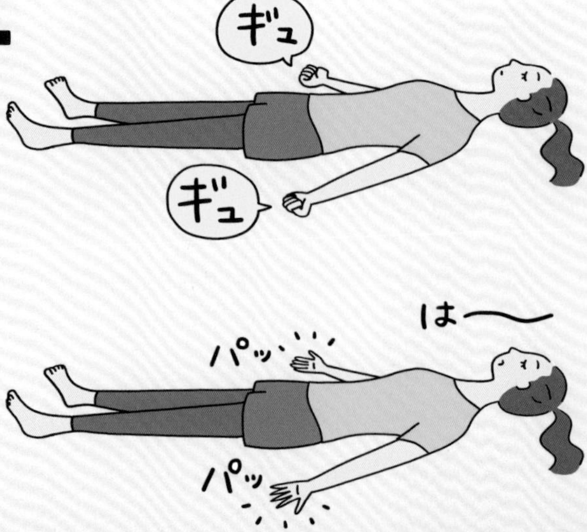

体操後に行う〝脱力のポーズ〟は、副交感神経を効果的に高めるリラクゼーション法の1つです。他にも自律神経を効果的に休養モードにする方法はたくさんありますが、代表的なものをご紹介しましょう。積極的に心身をリラックスした状態にするためにおすすめの「漸進的筋弛緩法」と呼ばれるもので、筋肉の緊張と弛緩をくり返すことで、体をリラックスさせていく方法です。

やり方は、体の主な筋肉を10秒間緊張させ、15〜20秒間脱力するという、緊張と弛緩をくり返す方法です。これを呼吸に合わせて、上腕、背中、肩、首、顔、腹部、足、全身など、やりたい部位で行ってみてください。

例えば両手の場合、①体をしめつけているものをゆるめて、あお向けなどラクな姿勢になる②手足は心地いい幅に開く③目を閉じて息を吸いながら70%ぐらいの力で両手をギュッと力を入れて握って10秒キープ④息を吐きながら一気に力を抜き、15〜20秒リラックスといった具合です。大切なのは呼吸を止めないこと。力を入れるときに息を吸い、力を抜くときに息を吐いて行いましょう。

もっと知りたい!

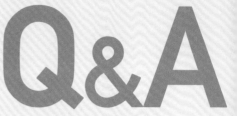

筋膜プリプリ体操Q&A

いつやるといいの？　お手本通りにできないときは？　効果を上げるには？……
筋プリ体操についての疑問にお答えします!

Q 筋肉痛になっても続けていい？

A やってもいいし、休んでもいい。でも、週に3回はやりましょう

体操やトレーニングなどで体に変化を出すには、最低週に3回は行う必要があるといわれています。筋肉痛が軽ければ続けて問題ないですし、つらくて動く気にならないのであれば休むのもいいでしょう。ただ、ずるずると休みぐせをつけることなく、1日おきに行うなど週に3回程度は続けることで効果が出やすくなってきます。

Q いつ行なえばいいの？

A やりたいときにいつでも行って OK

筋プリ体操は、いつやっていただいても問題ありません。時間帯も関係ないので、ご自身の生活スタイルにあわせて、空いた時間に行ってみてください。ストレッチのかかる動きですので、例えばお風呂上がりなど、少し体温が上がって体が動きやすくなったタイミングもおすすめです。最後に脱力のポーズで眠くなったら、そのまま寝てしまってもいいですね。

Q 体を伸ばすと痛い……

A ムリに伸ばしすぎかも。痛む手前に戻って行いましょう

お手本ポーズのまねをしようとして、体にムリがかかっているのかもしれません。可動域や柔軟性は、今までの運動経験や生まれつきの骨格によって人それぞれ違います。体への気づきを鋭くして、痛みが出る手前で止めるようにしてください。

Q

やってはいけない人は？

A **鎮痛剤を飲むほど腰などに痛みを感じていたら行わないで**

例えば腰が重いぐらいなら問題ありませんが、ケガをしていたり激しく痛む場合はやめましょう。目安はじっとしていても痛みがあったり、薬を飲む必要があるレベル。そんなときは病院を受診し、元気になってから行なってくださいね。

Q

妊娠中や産後でも行ってもいいですか？

A **妊娠中はお休みを。産後は医師に確認してから**

最近では妊婦さんも積極的に運動することが進められていますが、筋プリ体操はねじりや前屈の動きが多く、妊婦さん用につくられてはいません。そのため、妊娠がわかったら体操は控えて。産後は医師に相談しながら、少しずつ再開してみてください。

Q

夜、深く寝るためにおすすめなのは？

A **ウォーミングアップや脱力のポーズを**

副交感神経を高めて終わりたいので、ウォーミングアップ用にご紹介している軽めの前屈体操を多めに取り入れ、最後に脱力のポーズを行うといいでしょう。特に脱力のポーズを行うと、副交感神経がグッと高まるのでぜひ取り入れてみて。

Q

紹介されている体操はいくつ行ってもいいですか？

A **いくつ行っても大丈夫。最後に脱力ポーズを忘れずに**

いくつ行なってもOKですが、ケガ予防のため最初にウォーミングアップを行うこと、そして最後に脱力のポーズを入れてください。自律神経のバランスをとることが目的ですから、交感神経を刺激して緊張したまま終わってしまうのはNG。忘れないようにしてくださいね。

Q
写真の見本のように ねじれなくても効果はある?

A
はじめは少しねじる程度でOK

日常生活ではあまり行わない動きなので、はじめのうちはやりにくく感じることがあるでしょう。そんな時は、少しねじる程度で問題ありません。筋膜がうるおってプリプリになれば可動域も広がって、大きく動けるようになりますよ。

Q
便秘じゃなければ右から ねじらなくてもいい?

A
腸を整えるためには 右からねじることが大切

免疫細胞の約70%が集まっているといわれている腸は、免疫力の要。腸内には善玉菌と悪玉菌が存在していて、腸の調子を整えることは善玉菌を増やすことにもつながります。だから便秘の有無にかかわらず、体の消化・排泄の流れに従って右から先にねじることがおすすめです。

Q
筋プリ体操を続けると痩せますか?

A
血流がよくなるので、基礎代謝がアップします

脂肪燃焼は30分以上の継続した運動で効果がでてきますから、ご紹介している体操を組み合わせて、1回の体操を30分以上行うようにしてみましょう。そしてそれを週3回以上行うと、血流もよくなり基礎代謝も高まり、ダイエット効果も得られるでしょう。

Q
忙しくてなかなか時間がとれません

A
「積み重ね効果」を利用しましょう

忙しい人は、体操を一度にすべて行うのではなく、朝と晩などにわけて行なっても大丈夫です(積み重ね効果)。キープ時間も、一つのポーズを20秒ずつできないなら10秒を2回に分けてもOK。効果は変わりませんから、ムリなくマイペースに行ってくださいね。

Q
筋プリ体操はどんな人に向いていますか?

A 不調を感じている人はだれでも効果があります

筋プリ体操で筋膜がうるおうと、自律神経が整います。自律神経は、体の各器官の働きに関わっているため、疲れがとれない、眠れない、イライラするなどといったさまざまな不調に関わってきます。ストレス社会の今、自律神経が乱れている人は多いですから、筋プリ体操はどんな人でも効果があるといえるでしょう。

Q
効果を上げるコツを教えて!

A とにかくゆっくり、呼吸に合わせて行なうこと

一つの動作があっという間に終わっていないか確認しましょう。効果アップのポイントは、呼吸に合わせてゆっくり行うことです。正確に行っていれば、数ポーズ行うだけですぐに30分ぐらいになるはず。スローモーションで行うぐらいのつもりで、やってみてください。

Q
難しい運動をやったほうが効果も上がりますか?

A 継続できる強度のものを選びましょう

大事なことは、いきなり難しいポーズを一つだけやって疲れてしまうより、ムリのないものを続けて行うこと。すべての運動にいえることですが、筋プリ体操も継続こそが元気な体づくりの秘訣です。気楽にゆっくり、取り組んでいきましょう。

Q
更年期症状がありますが、行ってもいいですか?

A 更年期の人ほどおすすめ。ぜひ取り入れてみて

更年期症状の多くは女性ホルモン減少が自律神経を乱すことで引き起こされます。例えばホットフラッシュは、顔面の交感神経が異常に興奮することで起きます。このように女性ホルモンと自律神経は関わりが深いので筋プリ体操で、ぜひ自律神経を整えると、症状も軽くなる可能性があります。

おわりに

わたくしたちの体には２００以上の筋肉があります。それぞれは一つ一つが独立して動くことはありません。必ずいくつもの筋肉が協調し合いながら動きます。この筋肉の動きの良さを左右する要素に「筋膜」が注目されるようになってきたのは最近です。筋膜は筋肉をつつむ薄い膜です。筋膜が硬くなってくると、筋肉の動きにブレーキがかかり、その動きに制限がかかってきます。逆に筋膜がやわらかくなってくると、いくつもの筋肉の動きがよくなってくるのです。

この筋膜プリプリ体操（筋プリ体操）は、いかに効果的に筋膜をやわらかくし、動きをよくするかに焦点を当てています。ですから、筋プリ体操は、縮こまった筋膜が拡がり、若返った筋膜になり、筋肉と関節の動きもよくなり、アンチエイジングとなります。よいことだらけなのです。

そのためには、筋プリ体操の始めに、おへそを引き込むようにお腹を締め、背すじを伸ばすことがとても大切です。ここからきちんと始めると、その後の動きにムリがなくなってきます。

筋プリ体操は、どこでもできる体操です。ポーズを選択すれば、家の中でも、仕事場でも、お風呂上がりでも、寝る前でも、なんと、通勤中でもできます（周りを見ながらですが……）。

筋プリ体操は、一日2～3分でもよいので、何度でもやれば「積み重ね効果」があります。継続すれば、必ず筋膜はソフトになり、拡がります。

さらに、その動きがよくなれば、周囲にある自律神経にも効果的に活力が入ります。それはストレスで緊張して硬くなった心身も「リセット」してくれます。

筋プリ体操は、体が元気になるだけではなく、心も元気になるのです。

自分のペースで無理なく筋プリ体操を楽しんで下さい。

石井正則

著者　石井正則

JCHO 東京新宿メディカルセンター耳鼻咽喉科診療部長。医学博士。日本耳鼻咽喉科学会評議員、宇宙航空研究開発機構（JAXA）宇宙飛行士医学審査会委員。1980 年東京慈恵会医科大学、84 年同大学院卒業後、アメリカのヒューストン・ベイラー医科大学に留学。ヨガインストラクターの資格も持ち、数々のセミナーでも指導。めまい・耳鳴りなど自律神経系の名医として『世界一受けたい授業』（日本テレビ系）『あさイチ』（NHK 総合）などの TV 番組、ラジオ、新聞でも活躍。

STAFF

撮影●布川航太
ヘアメイク●斉藤節子
モデル●高田有紗
イラスト●ヤマサキミノリ
カバーデザイン●小口翔平　加瀬梓
　阿部早紀子　畑中茜（tobufune）
本文デザイン●高橋明香
校正●麦秋アートセンター
編集・取材●山本美和　宇津木有紀
企画・編集●小中知美（学研プラス）

自律神経が元気になる
30秒筋膜プリプリ体操

2021年　12月28日　第1刷発行

著　者　石井正則
発行人　中村公則
編集人　滝口勝弘

発行所　株式会社学研プラス
　〒141-8415　東京都品川区西五反田2－11－8
印刷所　大日本印刷株式会社
DTP　株式会社グレン

●この本に関する各種お問い合わせ先
本の内容については、下記サイトのお問い合わせフォームよりお願いします。
https://gakken-plus.co.jp/contact/
在庫については　Tel 03-6431-1250（販売部）
不良品（落丁、乱丁）については　Tel 0570-000577
　学研業務センター　〒354-0045 埼玉県入間郡三芳町上富279-1
上記以外のお問い合わせは　Tel 0570-056-710（学研グループ総合案内）

学研の書籍・雑誌についての新刊情報・詳細情報は下記をご覧ください。
学研出版サイト　https://hon.gakken.jp/